固有名詞が出てこなくなったら認知症の始まりですか？

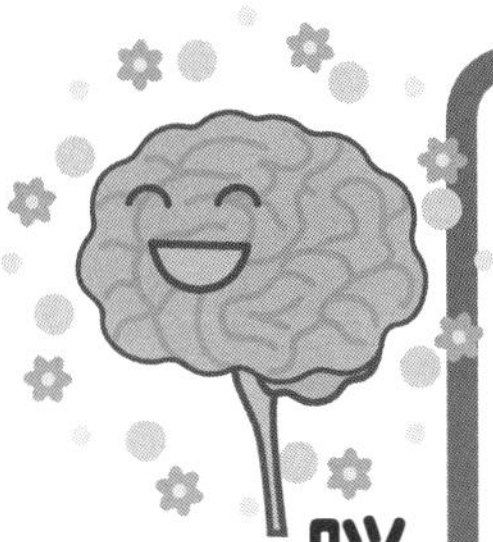

脳寿命を延ばす10の方法

和田 秀樹

かや書房ワイド新書

はじめに

まずクイズです。

「人間はいくつまで生きることが可能でしょうか？」

答えは１４０歳。

例えば、医学が進歩したときのモデルを考えると、わかりやすいかもしれません。

仮にｉＰＳ細胞が実用化されたとすると、心臓が老化してきて動きが悪くなっても、ｉＰＳ細胞で心臓を取り替えることができます。

動脈硬化した血管にｉＰＳ細胞を定着させれば、血管が一気に若返ります。

こんなふうに医学が進歩すれば、体中のあらゆる部分を若返らせることができます。

脳についても、パーキンソン病の原因になるとされる黒質（こくしつ）などは、若い細胞で入れ替えればパーキンソン病が治る可能性があり、そういう治療もすでに始まっています。

しかし、大脳皮質だけは取り替えてしまうと、脳のコンピュータのハードディスク的な、記憶を蓄積（ちくせき）している部分が０の状態になってしまいます。

ですから脳に書き込まれた情報を書き写す技術ができるまでは、ｉＰＳ細胞と取り替えることはできないのです。

細胞自身の寿命も、脳の細胞以外は、すべて入れ替わっていきます。皮膚の細胞は数日、肝臓の細胞は３日から一週間で、すべて新しいものに入れ替わっています。

ところが脳の細胞だけは、原則的に生まれたときからずっと同じものなのです。その脳の細胞の寿命が１４０年とされているので、人間は１４０年まで生きることができるという学説があるのです。

そうは言っても、その１４０年間、ずっと脳が健康な状態を保っているわけではありません。

例えば、１４０年生きるはずの脳ですが、だいたい80歳ぐらいで老化が本格化します。平均寿命が60歳ぐらいの頃でしたら、その人が亡（な）くなるときも当然脳は60歳ですから、現在ほどボケて死ぬ人はいませんでした。

しかし、先にも書きましたように、医学の進歩で人間の寿命はどんどん延び、人生100年時代と言われるようになりました。

現実に、平均寿命は80代半ばとなっています。

人間が長生きができる時代になったために、生きている間に脳の老化がひどくなり、病気となり、現在は85歳まで生きるとアルツハイマー型の変化を起こす人が3割、4割という状況になっています。

もちろん、脳は一気に老化するわけではありません。

40歳を超えると、人の名前や本のタイトル、地名など、固有名詞が出てこないことがたびたび起こるようになります。

これが認知症の始まりなのかどうかは、第1章で詳しく解説するとして、老化が始まっていることは確かです。

多くの方は、この「固有名詞」が出てこない症状に、脳の老化を恐れるようになり、しかも現実に、仕事にも支障をきたしたりします。

本書は第1章で、この「固有名詞が出てこない状態」に関して、それは認知症の始まりなのか、から説明を始め、「なぜそのような状態になるのか」ということ、「どうすれば、そのような状態を元の状態にまで戻すことができるのか」を毎日の食事の内容から、運動、脳を鍛えるトレーニングまで詳しく解説します。

しかも、ご紹介する内容はすべて簡単で、今日からすぐに行えるものばかりです。

第2章では、若い人に「知恵のある先輩」と頼られるような存在になるためにはどうすればいいのかを説明。

第3章では、本格的な物忘れが起こり始めた場合、それにはどんな原因があるのか、どんな治療をすればいいのかをわかりやすく解説します。

第4章では、脳の機能に関して、物忘れに関係する部分を説明。

第5章では、「なぜ人の顔は覚えているのに、名前は忘れてしまうのか」「物忘れをしない記憶法」など、常日頃から多くの方々が知りたいと思っている疑問についてお答えしたあと、私の経験も加味し、「脳寿命を延ばす10の方法」をまとめました。

冒頭に書きましたように、医学の進歩で人間の体のほとんどの部分を若返らせることができるようになっています。

しかしながら、人間が人間であることの中心である「大脳皮質」だけは、おそらくは私や読者の方々が生きている間には交換できるようにならないでしょう。

ですから、大脳皮質はあなたにとって、現在あるものだけがすべての大切な宝物なのです。

この宝物は、先に述べましたように交換はできませんが、大事にしていけば、老化をなるべく遅らせて、長く、丈夫に使うことができます。

しかも、最大140年使うことができるのです。

人の幸せは死ぬときに決まります。

ほかの人が決めるのではありません。

健康で長生きをして、いい人生だったと自分で思える人生を送ることができれば最高なのです。

そのためには「脳をできる限り健康に保つこと」が重要です。
本書にはその方法がわかりやすく、すぐに実践できるように書かれています。
あなたの幸せな人生のために！

和田秀樹

固有名詞が出てこなくなったら認知症の始まりですか?

脳寿命を延ばす10の方法

目次

ど忘れは出力障害で、認知症は入力障害です。
歳をとってもど忘れの少ない人はいます。
ど忘れしない脳をつくる5つのポイント。
脳を活性化させる原理は大人も子供も同じです。
睡眠が大切な理由は2つあります。
睡眠時間が5時間を切ると、記憶力がガクッと落ちます。
「朝は明るく夜は暗い」という人間の生理に合った刺激が重要。
良い眠りに効果を発揮するのがセロトニンという快楽物質です。
「早寝早起き」が苦手な人も、やればできると考えて工夫しましょう。
ブドウ糖が不足した状態は脳の働きにとって良くありません。
夜の炭水化物不足は脳にとって決定的に悪いのです。
日光が出ている間に、日によって違うところを歩きましょう。
ストレスも記憶の大敵。しかしストレスも程度によります。
相手の名前を必ず呼ぶことは失礼でもなんでもありません。

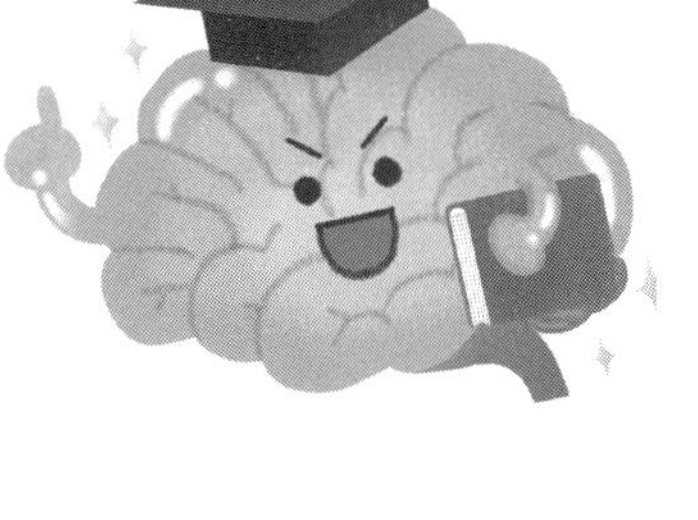

頭をボケさせないアウトプットの手段はいろいろあります。
書くことは脳にとって最も効果的なアウトプットです。
子供時代は単純記憶力が、大人になるとエピソード記憶力が上がります。
忘れてしまう前に繰り返し復習をすれば、大人も単純記憶を長く続けられます。
ど忘れを気にすると、ど忘れがますます激しくなります。

第2章

「頭がいい」と言われる老人になるためには？

「頭がいい人」と「そうでない人」は、どこが違うのでしょうか？
前頭葉を老化させないことと、男性ホルモンの量を減らさないこと。
「面白い老人」になる努力をすれば前頭葉の老化を防げます。
どんな分野でも自称「専門家」になれば真実を突いた話ができます。

感情が伴う記憶は、脳に書き込まれやすい。
好奇心が弱まると、記憶力も減退していきます。
人生を実験だと思っていない人は何も得ることがありません。
好奇心の大敵は「見栄っ張り」です。
アンチエイジング食品よりも絶対に良いのは「男性ホルモン」。

第3章

頭がしっかりとした老人になるためには?

認知症は治療をしても治せませんが、進行を遅らせることはできます。
「もう、おしまいだ」と考えず、「トレーニングを始めよう」と前向きに。
記憶障害になったら、まず最初に疑うべきなのは……。
男性ホルモンの低下を防ぐために、肉や魚などのタンパク質を多くとろう。

40歳を超えてからのうつ病はほとんどが、セロトニンの枯渇が原因です。
夜中に何回も目が覚める方は、うつ病を疑うべきです。
どんな人でも、うつ病になる可能性はあります。
コレステロール値が高めの人のほうが長生き、血糖値が高めの人のほうが元気がいい。
メタボ対策の数値を下げるよりも、はるかに効果的な3つの実践。
脳の萎縮が多少進んでいても、多くの場合、認知症とは無関係です。
脳が縮むのを止める方法はありませんが、縮んだ脳をしっかりと使うことは可能です。
メモをとることはアウトプットになり、脳のトレーニングになる。
仮名拾いや数独よりもお勧めなのは、対人ゲームや料理。
笑うことは脳にいいだけでなく、免疫力のアップにも非常に効果があります。

第4章 脳を大切にするために 脳に詳しくなろう

大脳辺縁系＝トカゲ脳は、人間の原始的な反応を担当。
「感情的にならない」は、「沸き起こった感情」を暴走させないこと。
前頭葉は猿も含め、人間以外は発達していません。
脳はどのようにして、学習し、記憶をつくり、判断を行うのか。

第5章 脳寿命を延ばす10の方法

画像情報と文字情報では、脳に対する書き込みの深さが違う。
文字情報の記憶は新しい機能。
脳には莫大な記憶が書き込まれているので、「きっかけ」がないと再出力されません。
記憶するためには余計な上書きをしないことが重要。

ポイントだけを覚えて、そうでない部分は覚えない。
自分から見て面白いものは、記憶に残りやすい。
漫画や映画で歴史上の人物像を覚える。
誰が言ったという固有名詞を忘れても、「あとで調べればいいや」と気にしない。
勉強しても出力しないと、なかなか記憶に定着しない。
欲のテンションは高いに越したことがない。
脳ドックを受ければ、動脈瘤を早期に発見できる。
あなたの脳寿命を延ばす10の方法をお教えします。

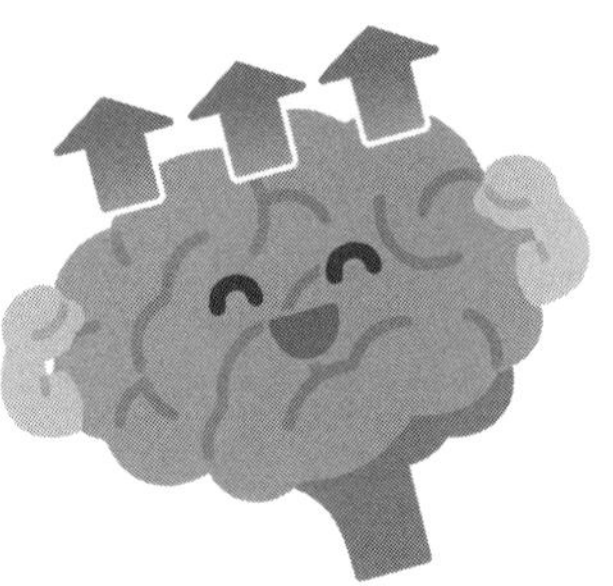

装丁／柿木貴光

第1章

40歳を過ぎると固有名詞が出てこなくなった！

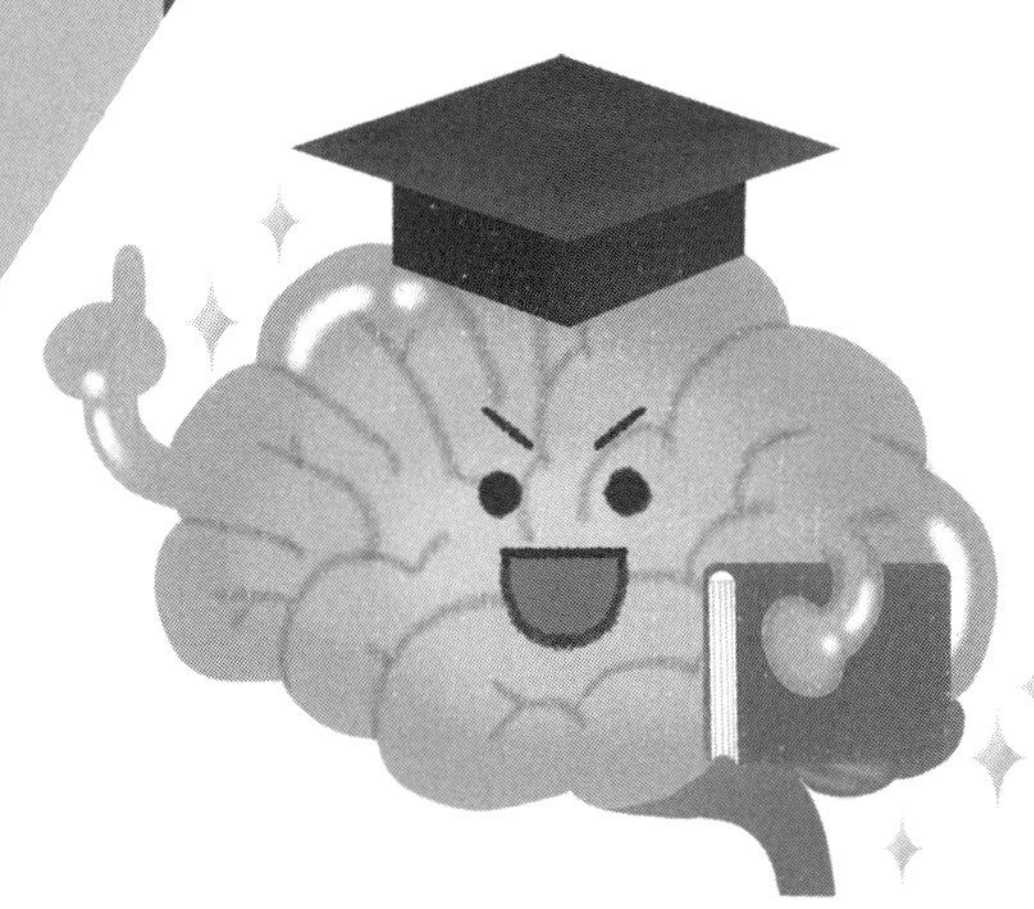

ど忘れは老化現象ですが、認知症は病気です。

「40歳を超えたあたりから、人の名前とか、本のタイトルとか、固有名詞が出てこないことがたびたびあります。これは認知症の始まりですか？」

担当編集者が私にこんな質問をしてきました。

さらに詳しく話を聞いてみると――

「例えば、ある作家の話をしようとしていて、作品名はいくつか挙げることができるのです。ところが、肝心の作家名が出てこないんですよ」

別の作家との打ち合わせのときに、こんな状態がしばしば起こります。

編集を仕事としているのに、参考にしなければならない作家名が思い浮かばない。

これでは困ってしまいます。

そんなときはどうするのか、と聞いてみると――

「スマホで調べます。ただ、あんまりスマホで調べているばかりだと、相手に〝勉強不足の編集者〟と思われそうで、困っているんです」

彼だけではありません。

彼が勤めている出版社のほかの人たちも、「昔の友人の名前が出てこない」「必要なときに、映画の題名が出てこない」と言っているそうです。

果たしてこの「固有名詞が出てこない状態」は彼が心配しているように、認知症の始まりなのでしょうか？

結論から言いますと、「固有名詞が出てこない状態」は、認知症とは無関係の場合がほとんどです。

特に、80歳までで「固有名詞が出てこない状態」は前頭葉(ぜんとうよう)の老化現象であり、ほとんどのケースで病気ではありません。

しかし、認知症は病気なのです。

ど忘れは出力障害で、認知症は入力障害です。

どこが違うのか、簡単に説明します。

「固有名詞が出てこない状態」は、出力障害ということになります。

専門的には「想起障害」といいます。

脳にはちゃんと書き込まれているのですが、出力することができない状態なのです。

人間の脳というのは、見るもの、聞くものが次々と書き込まれていて、さらにその上からも新しい情報が書き込まれ、本当は記憶されているのに出てこない、という状況が起こりがちなのです。

ところが認知症の場合は、「入力障害」といって、新しい記憶がインプットできない状態なのです。

簡単に言いますと、「想起障害」を起こしがちな人と認知症の人が同時にある名前を覚えようとしたとします。

時間が経ってから、二人が同時にその名前を思い出そうとしましたが、二人とも思い出すことができません。

「想起障害」の人はスマホで調べて、「ああ、この人だった」と確認することができますが、認知症の人はスマホで調べてその人の名前が出てきても、その名前に見覚えがありません。

認知症にも症状がいろいろとありますので、例えば、お昼ごはんを食べたことを忘れているほど症状が進んでいる人もいれば、お昼ごはんを食べたことは覚えてはいても、何を食べたのかを覚えていないという軽症の人もいます。

しかし、すごく単純化していえば、先に書いた通りなのです。

「でも、若いときにはこんなど忘れなんかしませんでしたよ。若いときだって、毎日、いろいろな情報が脳にインプットされていたはずなのに……」

編集者はなおも私に疑問をぶつけてきます。

私は答えます。

「それは、40歳を過ぎると前頭葉の働きが悪くなったり、男性ホルモンが減少してきたりするからなのです」

「それはどういうことなんですか？　もっと詳しく教えてください」

ど忘れに悩まされている編集者は興味津々で聞いてきます。

脳の仕組みや男性ホルモンの働きについては後ほどの章で詳しく解説しますが、まずはここで簡単に説明します。

長期記憶は大脳皮質の側頭葉(そくとうよう)に書き込まれています。

ど忘れは、記憶のインプットとその蓄積に関係する側頭葉の問題ではありません。

実際、前頭葉と比較すると、側頭葉は老化が始まるのが遅いのです。

しかしながら、前頭葉は側頭葉から目的の記憶を引き出す役割を担っているのに、その前頭葉が40歳を超えるぐらいから、働きが悪くなり、目的の記憶が見つけにくくなるのです。

ですから、先ほど80歳ぐらいまでで「固有名詞が思い出せない状態」は前頭葉の老化現象だ、とお話をしたわけです。

さらに、記憶には好奇心や意欲が大きくかかわっています。

どんな人でも経験があると思いますが、趣味など、自分が興味を持っていることに関してはすぐに覚えることができ、忘れることがありません。

逆に興味が向かない事象については覚えたと思っても、すぐに忘れてしまいます。

男性ホルモンは、この「興味」や「意欲」を高める働きを行いますので、これが減ってくると、何事にも好奇心が湧(わ)かなくなり、記憶力が落ちてしまうのです。

さらに言うと、記憶を司(つかさど)る神経伝達物質のアセチルコリンの働きを男性ホルモンが助けます。

この男性ホルモンが、40歳を超えると急激に減少してくるのです。

そういった意味でも、「固有名詞が思い出せない状態」は老化現象なのです。

歳をとっても、ど忘れの少ない人はいます。

しかし編集者は言います。

「私の知り合いの作家には、80歳を超えているのに、ど忘れ一つしない人もいますよ。実際、あんまりど忘れが激しいと仕事に差し障りがあるので、歳のせいとばかり言ってられないんですよ」

はい、おっしゃるとおりです。

歳をとってもど忘れの少ない人はいます。

そういった人たちは、ど忘れをしないだけでなく、記憶力も優れています。

例えば、数多くの電話番号をメモも見ないで言えたりもします。

それは、本人が意識しているか、していないのかはわかりませんが、ふだんから、前頭葉を含む脳全体を大切にし、男性ホルモンが減らないような生活をしているからなのです。

まずは前頭葉の老化についてお話をします。

40歳を過ぎると前頭葉の働きが落ちてきますから、出力系を努力して練習しないと、ますますど忘れが増えていくのです。

実際、日本では寡黙（かもく）な読書家の人は頭が良さそうに見えますが、いざ話してみると、意外とそういった人たちは、せっかく読んだ内容を覚えていないことが多いのです。

歳をとってもど忘れをしない人は、無意識のうちに脳を大切にし、〝出力系を練習〟しているからなのです。

「私も、ど忘れをしない人になりたいので、その脳を大切にする方法を教えて下さい」

わかりました。

ど忘れしない脳をつくる５つのポイント。

最初にポイントを挙げますと、ど忘れをしない脳をつくるためには、以下の５つのことが重要なのです。

①前頭葉を鍛えるためにアウトプットのトレーニングをする
②良質の睡眠をしっかりとる
③脳にしっかりと栄養が行き渡るように食べる

④運動をする
⑤ストレスが少ない生活をする

編集者は「どれが一番大事なのですか？」と聞いてきましたが、この5つには「どれが大切」という順序はありません。

この5つをすべて行うことにより、相互にプラスの関係を生みだし、脳が衰えないようになるのです。

脳を活性化させる原理は大人も子供も同じです。

例えば、「百ます計算」で有名な陰山英男先生は最初、朝来町立（現在は合併により朝来市立）山口小学校の教師でした。

この小学校は18人しか生徒のいない地方の小さな学校でした。

ところが、陰山先生が受け持った児童18人のその後を追跡してみると、6年後に大学を受験したときに、その18人のうちの8人が国立大学に現役で合格していたのです。

その結果、「すごい先生がいる！」と話題になり、雑誌やテレビの取材を受け、有名になりました。

そのあと陰山先生は、41歳のときに公募があった尾道市立土堂小学校（文部科学省指定研究開発校）の校長に立候補して、当選されました。

この学校は『ふたり』（'91）や『時をかける少女』（'83）で有名な映画監督・大林宣彦さんも出た超名門小学校です。

言い方は悪いのですが、地方の小さな無名校の教師であった陰山先生が、そんな超有名小学校の、しかも〝校長〟になったのですから、短期間で成果を出さないと、どんな悪口を言われ、足を引っ張られるかわかりません。

みんな大出世で羨ましいと妬(ねた)んでいたのですから。

そのときに、陰山先生が行ったのが「百ます計算」と「早寝早起き朝ごはん」だったのです。

このことを徹底した結果、わずか、1カ月か2カ月で子供たちの勉強に対する意欲と成績が急速に高まり、尾道の人たちから「やはり、名教師」と呼ばれました。

本書のテーマに関して大変に参考になるエピソードです。

「百ます計算」「早寝早起き」「朝ごはん」

「運動」と「ストレス」については、子供ですから大人とは違い、放っておいても走り回り、運動をしますし、大人に比べればストレスはありません。

いかがでしょうか?

先ほど述べた①から⑤にピッタリと当てはまっていますね。

子供の話だと思われるかもしれませんが、脳を活性化させる原理は、大人も子供も同じなのです。

睡眠が大切な理由は２つあります。

それでは順に解説をしましょうといきたいところですが、①に関しては後ほど詳しく説明しますので、まずは「②良質の睡眠をしっかりとる」からお話をします。

なぜ、睡眠が大切かと言いますと、その理由は2つあります。

記憶は「作業記憶」「短期記憶」「長期記憶」の3つに分けられます。

「作業記憶」というのは、相手に折り返しで電話をするために電話番号を覚えたりする、ごくわずかな期間の記憶です。

「短期記憶」というのは、平均80分、長くて2～3日間程度の記憶で、この記憶は側頭葉の底のほうにある「海馬（かいば）」が担当しています。

「海馬」と呼ばれるのは、その姿がタツノオトシゴ（別名はウミウマ、カイバ）に似ているからです。

一つは、睡眠不足が続くと、この「短期記憶」に関与しているアセチルコリンという神経伝達物質が減少するのです。

ですからアセチルコリンが減ってくると書き込みの力が落ちて、昨日何を食べたのか思い出せないとか、昨日の会議で何の話をしたのかが思い出せないという状態になります。

また余談ですが、アセチルコリンは男性ホルモンと関係しており、男性ホルモンが減少してもアセチルコリンは減ってきます。

もう一つは、睡眠が十分でないと、「短期記憶」から「長期記憶」への変換が行われにくくなるのです。

人間の脳が発達したのは、人間が種として生きていくためです。

ですから、人間のあらゆる機能は生きていくためにどう行うことがベストなのか、を基準につくられています。

海馬に蓄積された「短期記憶」は寝ている間に、「生きていくために必要な記憶」と「それほど重要ではない記憶」に分けられ、「生きていくために必要な記憶」は大脳皮質に書き込まれていきます。

新しい記憶と古い記憶が比較され、新しい記憶のほうが重要だと脳が判断すれば、古い記憶と置き換えられていきます。

この作業が行われることにより、夢を見るとされています。

夢の中で小学校時代の友人と大人になってからの友人が同じシーンに登場したりするのは、このためなのです。

さらに、この作業は脳の「作業記憶」が行われている場所と同じところで起きているために、夢は必ず見てはいるものの、起きたら覚えていないという現象が起こるのです。

さらに、なぜこの「記憶の書き込み」が睡眠中に行われるのかを説明しますと、起きている間は目から耳から鼻から、人間のあらゆる感覚器官から莫大（ばくだい）な量の情報が入ってきて、次から次へと脳にインプットされており、とても「重要な記憶」と「そうでない記憶」を分類し、「重要な記憶」を大脳皮質に書き込む余裕がないからだという説が有力です。

睡眠時間が5時間を切ると、記憶力がガクッと落ちます。

それなのにこの脳にとって大切な作業を行う時間帯である「睡眠」を削ってしまうと、大脳皮質への書き込みがうまくできなくなってしまうのです。

実際の例を挙げて、お話をしましょう。

昔、受験では「四当五落（よんとうごらく）」という言葉がありました。

睡眠時間を4時間にして頑張って勉強をすれば大学に合格をするけれども、怠（なま）けて5時間も眠ってしまうような勉強の仕方をしていると、落ちてしまうという言葉です。

しかし、ある東大の教授が、新入生に対して「受験時代に何時間眠っていたか?」というアンケートを行ったところ、なんと合格者の平均睡眠時間は8・5時間だったのです。

記憶研究をしている人たちに言わせれば、一般的に睡眠時間が5時間を切ると、ガクッと記憶力が落ちるそうです。

つまり四当五落はウソで、実は八・五当五落で、4時間睡眠でなければ受からないと勝手に思い込んでいただけだったのです。

睡眠時間が少なかった人は、せっかく大変な努力をして勉強しても、その内容が脳に書き込まれていなかったということでしょう。

では、適切な睡眠時間は8・5時間なのか？　というと、そうではありません。

ちょうどいい睡眠時間には個人差があります。

その人に一番適した睡眠時間というのは、人によって異なるのです。

ナポレオンはショートスリーパーとして有名ですが、アインシュタインは10時間寝ていたという話があります。

「朝は明るく夜は暗い」という人間の生理に合った刺激が重要。

脳を大切にする睡眠にとって重要なのは、時間だけではありません。

眠りの質をよくすることがポイントです。

その質をコントロールしているのがメラトニンとセロトニンという脳内物質。

この2つが十分足りていれば、良い眠りを得ることができます。

そのためにはあとでお話をしますが、食生活が重要で、タンパク質をたくさんとることが大切です。

さらに、昼間に太陽の光に当たることが必要です。

昼間に明るい光を浴びると、夜眠る時間に睡眠物質が大量に分泌（ぶんぴつ）されるのです。

専門用語では「メラトニンシャワー」といいます。

ですから、昼間の太陽光を30分で良いので浴びることと、昼間は部屋を明るくすることが良質な睡眠のために必要なのです。

今はＬＥＤなどで部屋を明るくすることができますから、仕事もできるだけ明るい部屋で行うことが大切です。

部屋が暗いほうがＰＣなどのモニターが見やすいと暗くしている人がいますが、記憶力のことを考えると、大きなマイナスです。

さらに、メラトニンとセロトニンは、夜に光を浴びる時間が増えると、分泌が抑えられてしまいます。

ですから、「朝は明るく夜は暗い」という人間の生理に合った刺激が重要なのです。

良い眠りに効果を発揮するのがセロトニンという快楽物質です。

それから、眠る前には楽しいことを考えるべきです。

仕事の心配などをしながら眠るなど、もってのほかです。

良い眠りに効果を発揮するのが、セロトニンという快楽物質です。

セロトニンは人間を幸せな気分にする、「幸せホルモン」と呼ばれている物質で、例えばうつ病の人はセロトニンが少なくなっているので、脳内のセロトニンが増える薬を出せば、うつ病が改善することが多いのです。

この伝達物質が増えると幸せな気分になることができるのですが、恐らくはその逆も正しく、幸せな気分でいるほうが、セロトニンがたくさん出るとされています。

ですから、うつ病になると、マイナスのことばかりを考えますので、余計にセロトニンが分泌されなくなり、さらに気分が落ち込むという悪循環が起こるわけです。

セロトニンは、眠りの質を良くしますから、寝る前には幸せなことを考えたほうがいいのです。

行きたいと思っているところに旅行した夢想をするのもいいでしょうし、昔の楽しかった思い出を懐かしむのもいいと思います。

一番理想的なのは、突飛なようですが、男性であれば可愛い女性と、女性ならばカッコいい男性とエッチする夢想をしながら眠ることです。

幸せ気分に浸ることができるだけでなく、好奇心に大きく関与する男性ホルモンも分泌され、前頭葉の働きを活発にしますから、一挙両得です。

「早起き」が重要なのは、朝の光を浴びて体内時計をリセットするためです。

朝の光で体内時計がリセットされれば、セロトニンが活発に分泌され始めます。

このセロトニンが脳の覚醒を促し、仕事が大いに捗るようになり、夜になればメラトニンとなって、質の良い睡眠が得られるのです。

「早寝早起き」が苦手な人も、やればできると考えて工夫しましょう。

しかしながら、いきなり「早寝早起き」と言われても難しい、と考える方もいらっしゃるかもしれません。

これまで「遅寝遅起き」だった人は、それがすでに体内時計に組み込まれているのですから、実際問題として、いきなり「早寝早起き」は困難かもしれません。

ただ、外国に移り住むことを考えてみてください。

外国に行くと、時差がありますので、日本にいたときと同じ時間に起きて寝ていると生活に合いません。

そのため、移り住む人は無理矢理に現地の時間に合わせた生活をします。

それがアジャストするのが、だいたい３カ月から半年と言われています。

ですから、やればできると考えて、少しずつずらすなどの工夫をするのもいいかもしれません。

実際、私の知り合いで、どうしても10時頃まで寝ないと頭が働かないと言っていた人がいたのですが、その人が株式投資で食べていくことになると、すぐに朝の8時に起きることができるようになりました。

株式市場は朝の9時に始まり、そのための準備もあり、8時に起きる必要がありました。

それまで何十年も10時にしか起きることができなかった彼が、食べていくために必要ということになると、あっという間に8時に起床できるようになったのです。

要するに、早起きも「やる気」なのです。

ブドウ糖が不足した状態は脳の働きにとって良くありません。

「③脳にしっかりと栄養が行き渡るように食べる」では、まず朝ごはんです。

朝は決定的にブドウ糖が不足します。

一般的に、人は朝ごはんとお昼ごはんの間は4時間ぐらいしか空(あ)きません。

お昼ごはんと夜ごはんの間も、空くのはだいたい7時間ぐらいです。

ところが、夜ごはんを食べてから朝ごはんまでの時間は12時間ぐらいあります。

そのために、低血糖を一番起こしやすいのは、朝なのです。

ブドウ糖が不足した状態というのは、脳の働きにとって絶対に良くありません。

もちろん記憶力に関しても大きなマイナスです。

脳はものすごくエネルギーを消費します。

一日中勉強をしていると、運動もしていないのに、めちゃくちゃにお腹が空(す)いた経験のある方も多いでしょう。

まず朝は、ブドウ糖が不足した脳にできるだけ早くエネルギーを補給する必要があります。

ですから、とりすぎは良くないのですが、朝はある程度、炭水化物をとらなくてはなりません。

私が若いとき、浴風会という老人専門の総合病院に勤務していた頃は、糖尿病の人のほうがアルツハイマー病になりにくいと言われていました。

実際に亡くなったあとに、脳を解剖して、アルツハイマー病かどうかを調べてみると、糖尿病の人でアルツハイマー病に罹患(りかん)していた人は、糖尿病でない人の、三分の一だったのです。

当時、病院のスタッフがみんな言っていたのは、脳は糖が多いほうが健康なんだよね、ということでした。

ところが現在、常識化されているのは、糖尿病の人のほうがそうでない人の2倍以上、アルツハイマー病になりやすいという調査結果です。

どうして、私が若い頃と現在の、糖尿病の患者さんのアルツハイマー病に対する罹患率が異なるのか？

浴風会の頃は年寄りの糖尿病は治療する必要がないと、インスリンや血糖値を下げる薬を使いませんでした。

ところが現在は、ちゃんと治療をしていますので、どうしても低血糖の時間帯ができてしまいます。

インスリンを打ったとしても、経口糖尿病薬を使っても、血糖値を正常にしようとすれば、血糖値自体は高くなりすぎたり低くなりすぎたり、一定ではありませんから、特に先ほどもお話をしました早朝などに低血糖の時間帯ができます。

それが脳に大きなダメージを与えて、アルツハイマー病になってしまうのではないでしょうか。

この実例でわかるように、朝に炭水化物をとることは、脳を健康に保つためには絶対に必要なことなのです。

夜の炭水化物不足は脳にとって決定的に悪いのです。

大リーグでも活躍したイチロー選手が、毎朝、カレーを食べていたというニュースが広まり、朝カレーがブームになったことがありました。

カレーは食べやすいし、脳のためにはベストと言ってもいい朝食になります。

レトルトのカレーで十分ですが、特に豚肉の入っているカレーはお勧めです。

まず、ごはんは炭水化物で、夜から朝にかけてエネルギーが足りなくなっている脳にたっぷりと力を与えてくれます。

次に、カレーのスパイスが脳の目覚めを刺激します。

それから豚肉が入っているカレーであれば、豚肉はビタミンＢ１の宝庫です。

タンパク質なので体内で合成されないトリプトファン（のちに説明するセロトニンやメラトニンのもととなります）などの必須アミノ酸もとれますから、豚肉は脳の働きに非常にいいのです。

ですから、スパイスが入っていて、豚肉がとれて、炭水化物も一緒にとれるという意味では、豚肉入りのカレーは大変に賢明な選択なのです。

もちろん魚にもタンパク質は豊富に含まれていますから、鮭（しゃけ）おにぎりなどもお勧めです。

お昼ごはんは、肉や魚を食べるのがベストです。

日本人の場合、夜ごはんがご馳走で、昼は粗食になる人が多いのですが、実は人間の肝臓の働きがいいのは朝から昼なのです。

肝臓の働きがいいというのは、どういうことかと説明しますと、とった肉や魚がきちんとアミノ酸に分解されるということです。

分解されないと、せっかく食べてもセロトニンなどのホルモンになってくれません。

ですから、肉や魚などのアミノ酸に分解される食品はお昼にとるのがお勧めです。

夜は、誰かと楽しむための食事でなければ手短にすませるほうがいい。

ただし、先ほど述べたように、夜ごはんと朝ごはんの間がすごく空きますので、炭水化物は絶対に必要です。

日本人は、お酒を飲むと、つまみだけで炭水化物をとらない人が多い。

しかしながら、そういった人もごはんでもうどんでも何でもかまいませんので、シメは必ずとるべきです。

夜の炭水化物不足は、脳にとって決定的に悪いのです。

一般の人は、夜は寝ているだけだから脳は働いていないんじゃないかと考えるかもしれませんが、先ほどもお話ししましたように、こと記憶の問題に関しては、脳が一番活躍するのは寝ている間なのです。

だから炭水化物が必要ですし、できたらビタミンが多いほうがいいので、ビタミンB1が大量に含まれている豚肉や納豆を食べるのがお勧めです。

日光が出ている間に、日によって違うところを歩きましょう。

「④運動をする」については、30分ぐらいの散歩をお勧めします。

先ほども説明しましたように、もちろん日光が出ている間がベストです。

脳だけでなく、体を健康に保つためにはどの程度の運動がいいのかは、実は医者によって意見が分かれます。

私は、「激しい運動は体を酸化させてしまい、体の老化を進めてしまうが、その点、散歩や水中ウォーキングは運動量として適切だ」と考えています。

特に散歩は、日によって違うところを歩くほうがいい。

散歩が運動としてだけでなく、脳にいいのは、景色が変わることなのです。

地方に住んでいて、あまり歩かずに車ばかり使っている老人が意外とボケないのは、外に出る刺激と進むに連れて見えてくる景色が変わってくることが脳にいい効果を及ぼしているのではないか、と私は考えています。

別の場所を歩けば、見える景色の変化による刺激もより大きくなりますし、毎日、違うコースをというのが困難であれば、３つ程度のコースを決め、今日はこのコース、明日はこのコースと順繰りに歩かれるのがいいと思います。

また、もしも毎日同じところを歩くのであれば、日によって、見る視点を変えて歩くのがお勧めです。

今日は喫茶店をじっくり見よう。今日はお店に貼られているポスターをよく見よう。

そのように考えて歩くのです。

いろいろな人がさまざまな運動を勧めています。

その恐らくすべては、やらないよりもやったほうがいいことばかりです。

私が対談させていただいたことがある医師で作家の鎌田實先生は、自分でいろいろと試してよかった運動を本にして出版し、好評です。

彼の勧める「かかと落とし」などは駅で電車を待つ間に、ほかの人に気づかれずにやれるので、いいかもしれません。

私は根っから運動が嫌いな人間ですが、それでも健康のために散歩をしています。

ストレスも記憶の大敵。しかしストレスも程度によります。

「⑤ストレスが少ない生活をする」は、仕事のストレスがひどくなってきた、と思ったら休むしかありません。

生理学で「ストレス」という言葉を初めて定義したのは、ストレス学説の提唱者として有名なハンス・セリエです。

セリエは、軽いストレスは人間をやる気にさせるので「善玉ストレス」と呼び、ある一定以上、重いストレスは人間の体や脳に負担を与えるので「悪玉ストレス」と呼びました。

人間のストレスに対する反応は、元々は、野生動物になどに襲われそうな危機が迫ったときに交感神経の興奮を促し、「敵と戦うか」あるいは「敵から逃げるのか」といった非常態勢モードになるために作動するといわれています。

つまり、ストレスには私たちに危険を知らせてくれる〝警告〟の意味があるのです。

そういった意味では「ストレス＝悪」どころか、ストレスに対する反応は、私たちの身の安全を守るための大切なシステムなのです。

セリエも言ったように、軽いストレスは人間を「敵と戦う」状態にしてくれ、やる気にさせてくれます。

例えば「来週にテストがある」という軽い緊張感があるからこそ、「勉強しよう」という、やる気が出ます。

軽いストレスは人間を成長させる良いものなのです。

ところが中くらい以上のストレスは人間に重くのしかかってきます。

それらのストレスから解放されるには、一つには思考の変革があります。

同じ相手から言われた同じ言葉でも受け取り方で、受けるダメージは変わってきます。

例えば、「最近仕事ができるようになったね」と上司に声をかけられて、素直に喜ぶ人と、「じゃあ以前は仕事ができなかったのか……」と落ち込む人がいます。

「女性の話は長い」と言われて傷つく女性もいれば、「女性のほうがものをよく考えているんだから、話が長くなるのは当然でしょ」と余裕しゃくしゃくの人もいます。

これはストレスを受けたときの解釈の仕方を変える方法で、「物事の認知をするときのパターン」を変えることにより、ストレスから逃れる方法です。

もちろん前向きな方向に解釈の仕方を変えるのですから、人生にとってマイナスなことは一切ありません。

この解釈の変更は、あなたの人生を少なくともマイナス思考のときよりもプラスの方向に導いてくれるでしょう。

しかしながら、現実には解釈の仕方だけでは乗り切れないストレスがいっぱいあります。

そんな場合は、ストレスの程度がある一定以上増えてくれれば、少し休暇をとるしかありません。

経営者などで休むこともできない人もいらっしゃるかもしれませんが、それでも休んでほかのことをしてストレスを発散させるしかありません。

結局、いま休むことが将来のプラスになると考えて、休むことです。

相手の名前を必ず呼ぶことは失礼でもなんでもありません。

「①前頭葉を鍛えるためにアウトプットのトレーニングをする」に関しては、一つ大きなコツがあります。

それは、覚える必要があることは繰り返して声に出して言うことです。

高級なホテルに行くと、ホテルマンに「和田さんでいらっしゃいますか?」「和田さん、何か問題があればおっしゃってください」と何回もしつこく「和田さん」と呼ばれますが、それは彼らが、しょっちゅう口に出すことで、いつでも私の名前が出てくるように記憶しようとしているからです。

しかも、これを繰り返していれば、脳から情報を引き出すトレーニングをしているわけですから、ほかのことでも引き出しやすくなります。

例えば、仕事で初めて会った人に対して、名刺交換のあと、名刺を見ながら「和田さん、その意見は面白いですね」「和田さん、もう10％お値引きをお願いできませんか？」と必ず相手の名前を呼ぶことは失礼でもなんでもなく、どちらかというと、相手に好感を持たれる行為だと思います。

このホテルマンの習慣は、ビジネスでも遊びでも有効に使え、脳を鍛えることができる素晴らしいテクニックだと思います。

頭をボケさせないアウトプットの手段はいろいろあります。

さらに、最も効果的で一番簡単なアウトプットの方法は他人と話すことです。

名著『思考の整理学』（ちくま文庫）を書かれた英文学者の故・外山滋比古さんは歳をとられてからは週に3回ほど、アウトプットの会を仲間と開かれていました。

私は彼と対談したことがありますが、彼の言葉で一番心に響いたのが「歳をとればとるほど、勉強の仕方をインプット型からアウトプット型に変えないといけない」ということでした。

私が大好きな精神分析家のハインツ・コフートも、60歳を過ぎたら精神分析の本を読むのはやめて、ほかのジャンルの本を読んだり、なるべく他人と話すようにしたり、自分の意見を発表したり、論文を書いたり、勉強の仕方をアウトプット型に変えたと話しています。

古い映画になりますが、原節子の『青い山脈』（'49）で有名な脚本家の井手俊郎さんも、どんなに忙しくても亡くなる直前まで週一回、金曜日の夜に、「シナリオ教室」と称して、若い人たちと話す機会を持っていました。

お金は場所代だけで、無料奉仕です。

もちろんシナリオを書いて持っていけば読んで批評もしてくれましたが、基本は井手さんが今週観た映画や舞台、読んだ本の話をする会でした。

井手さんが感想を言い、それに対しての若い人の意見を興味津々に聞いていました。

これも今から思えば、井手さん流の頭をボケさせないアウトプットの手段であったと思います。

話す相手は、男性なら女性、女性なら男性、つまり同性だけでなく異性もいるといい。話すことでアウトプットができるだけでなく、異性と会話すれば、男性ホルモンが出ますので、より記憶力アップには効果的なのです。

書くことは脳にとって最も効果的なアウトプットです。

話すことだけでなく、日記もアウトプットに最適です。

特別なことを書く必要もありません。

京都の駿台予備校で名物講師であった表三郎さんは、京大式カードというB6サイズのカードに、今日行(おこな)ったことを箇条書きにする日記を付けていました。

自分の意見も何も書かれてはいませんが、本日起こったことを、したことを、書くことが彼にとって最高のアウトプットになったのだと思います。

しかも、のちに彼はその日記について『日記の魔力　この習慣が人生を劇的に変える』（サンマーク出版）という著書にまとめ、ベストセラーとなりました。

日記以外にブログ、ユーチューブでもかまいません。

話すこと、書くことは、脳にとって最高の記憶の引き出し＝アウトプットのトレーニングとなり、ど忘れをしないようにする効果があるのです。

子供時代は単純記憶力が、大人になるとエピソード記憶力が上がります。

知識として知っておいてほしいのは、一般的に人間の記憶というのは子供時代は丸覚え脳になっているということです。

私の経験で最も印象的だったのは、私がアメリカ留学中、一家でアメリカに住んでいたとき、3歳の娘が「What are you doing?」と言ったことです。「What are you doing?」は疑問詞で始まって、しかも現在進行形だから、英語としては中学3年生レベル。

まだ3歳なのに、どうしてそんな言葉が使えるかというと、文章を丸覚えしているからなのです。

それは、子供は文法を理解して覚えるということはまだできませんから、成長するために備わっている能力なのです。

子供は言葉を、一文一文丸暗記で覚えていくわけです。

だから、「てにをは」すら間違えない。

しかし、大人になってくると、それが次第にできなくなる。

結局、ちゃんと意味を理解した言葉であるとか、体験をともなう記憶でないと、なかなか覚えられなくなっていく。

単純記憶力が落ちて、エピソード記憶力が上がっていく。

人間が生きていくために、脳はこのようなシステムになっているのです。

エピソード記憶力は、文章そのものの理解が記憶を助けます。

理解しないと覚えられないわけですから、理解力が上がれば、記憶力も上がってきます。

忘れてしまう前に繰り返し復習をすれば、大人も単純記憶を長く続けられます。

また単純記憶でも、「繰り返すと覚えられる」という研究もあります。

ドイツの心理学者、ヘルマン・エビングハウスが、さまざまな年代の人たちに意味のないアルファベット3文字の組み合わせを数多く記憶させ、時間の経過とともにどの程度忘れてしまうか、という実験を行いました。

この実験の結果、人間は単純暗記した後、20分後には42％を忘れ、１時間後には56％を忘れ、１日後には74％を忘れ、１カ月後には79％を忘れることが確認されました。

これが有名な「エビングハウスの忘却曲線」です。

さらにその後の実験で、覚えにくい意味のない文字の組み合わせでも、同じものをもう一度記憶すると、忘却曲線の傾き(かたむ)が穏やかになり、忘れる速度が遅くなることがわかりました。

1度目の記憶では1時間で半分程度を忘れていたのに、2度目は7割程度を覚えていました。3度目にまた記憶させれば、数時間経った時点でも8割程度を覚えていたという結果になりました。

しかも、この「エビングハウスの忘却曲線」には、年齢差は関係ありませんでした。

つまり、完全に忘れてしまう前に繰り返し復習をすれば、大人も単純記憶を長く続けることができるのです。

恐らく、一度覚えただけでは、脳が「生きていくために必要な情報」と判断せずに、「短期記憶」から「長期記憶」へと、その情報が移されなかったものの、繰り返し覚えることで、脳が「これは生きていくために必要な情報」と判断し、「長期記憶」へと情報が移されるからではないか、と考えます。

ど忘れを気にすると、ど忘れがますます激しくなります。

この章の最後に書いておきたいのは、ど忘れをしても落ち込まないこと。

例えば、苦手なことがあり、自分で苦手だと思うと、より苦手になることはありませんか？

ど忘れも同じで、「歳をとって記憶力が悪くなった」と自分で思い、気にしてしまうと、自己暗示にかかってしまいます。

そうすると、脳がそれを信じてしまいます。

そしてますます脳が働かなくなり、記憶力が低下し、より記憶力に自信をなくし、さらに脳が働かなくなるという悪循環に陥（おちい）ってしまうのです。

記憶力が悪くなったと思い込むと、ストレスや不安が増し、交感神経が過度に興奮することになります。

その結果、血管が細くなり、血液の脳循環量が減少します。

血液の脳循環によって脳は栄養を補給するわけですから、脳神経は栄養補給を絶たれ、記憶力はより低下するという悪循環に陥ってしまうのです。

「自分は記憶力が悪い」と言われている方に実際に話を聞くと、本当はそうでもないのに、自分でそう思い込んでしまっているために、記憶力が本当に悪くなっていることが多いものです。

もちろん、この状態は認知症への早道でもあります。

ですから、ど忘れをしないための努力を怠らないことはもちろん大切ですが、ど忘れがたびたび起きたとしても、「単なる老化現象だ」と気にしないことです。

実際、老化現象でもありますし、その固有名詞の周辺の知識さえあれば、すぐスマホで検索して調べることができるのですから。

第2章

「頭がいい」と言われる老人になるためには？

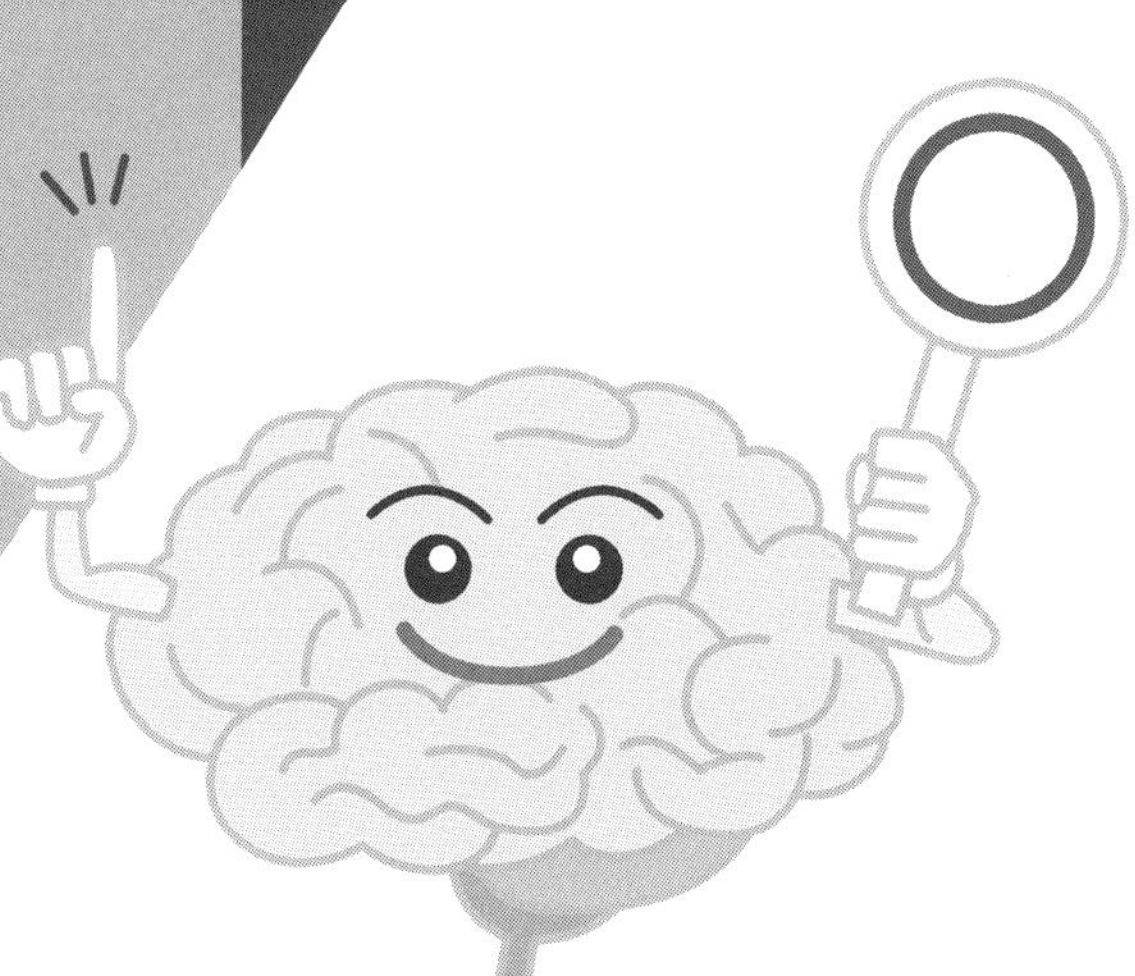

「頭がいい人」と「そうでない人」は、どこが違うのでしょうか？

政治家でも経営者でも「この人は頭がいい！」という人がいます。

そんな人の脳とそうでない人の脳は、どこが違うのでしょうか？

先に書きましたように私は若い頃、浴風会病院という高齢者専門の総合病院に約10年勤め、そのときに、亡くなった人の脳の解剖所見の検討会に出て、かなりの数の脳を診てきました。

その中には生前、ほかの人から「頭がいい！」と称賛されていた人もたくさんいらっしゃいましたし、当然そうでない人もいらっしゃいました。

もちろん、認知症がひどいとか、そうでないということはわかるのですが、「頭がいい人」と「そうでない人」との差はわかりませんでした。

恐らくは、「頭がいい人」と「そうでない人」は神経細胞のネットワークの量が異なるのでしょうが、現在はそれを測定することもできません。

しかし、解剖やＣＴ、ＭＲＩなどの画像をたくさん診て、わかったこともあります。

それは、脳の萎縮度は、「頭がいい人」「そうでない人」とあまり関係がないということです。

立派な政治家で、高齢になっても若い人に人気があった人の脳が極端に萎縮していることもありましたが、彼は意見もしっかりとしていて、若い政治家に病院でさまざまなアドバイスをしていました。

脳の萎縮は大したことがないのに、一日中、病院でボーッとしているだけで会話もままならない老人もいました。

要するに、「頭がいい人」と「そうでない人」は、脳自体が異なるのではなく、脳のトレーニングの量が違うのです。

ということは、あなたも今から鍛えれば、「頭がいい人」と呼ばれる人になることができるのです。

前頭葉を老化させないことと、男性ホルモンの量を減らさないこと。

歳をとって日常生活を問題なく過ごせる、いわゆる「頭のしっかりした状態」でいることも大切ですが、これは基本であり、それ以上に、例えば現在まで生きてきた経験を活かして、若い人の相談相手になることができたり、あるいは何か話すと、「さすが、和田さん」と言われるような、歳をとってから「頭がいい」と言われるような存在になりたいと思いませんか？

例えば瀬戸内寂聴さんであれば、エッセイを読んでも、こんなことは若い人には思いつかない、やはり、この人の考えは深い、と感心してしまいます。

大企業の歳をとった社長さんなどでも、長い経験に基づいた、若い経営者にはない発言をなさる方もいらっしゃいます。

そんなふうな老人になるためには、どうすればいいのか？

単に長く生きて人生経験を積んでいるだけでは、そんな存在になることはできません。

そんな優れた老人になるためには、若い人が教えてほしいと考えるような、オリジナルな思考力を持たなくてはなりません。

まず基本的には、前頭葉を老化させないことと、男性ホルモンの量を減らさないことが重要です。

そのためには、どうすればいいのか？

まずは、前頭葉と男性ホルモン、それぞれの役割から説明していきます。

「面白い老人」になる努力をすれば前頭葉の老化を防げます。

脳の前頭葉は、「知性」つまり、意欲・好奇心・創造性・計画性などを司る部分です。

この前頭葉は早い人で、40歳ぐらいから萎縮が目立ち始め、老化を始めます。

前頭葉が老化すると思考が平板（へいばん）になり、新しいことにチャレンジせずに、定番のことをしたがる「前例踏襲(とうしゅう)型思考」になりやすくなります。

そのほうが脳に楽だからです。

前頭葉の老化を防ぐには、先ほど述べた「面白い老人」になる努力をすれば、大丈夫です。

その努力をすれば、若い人に頼られる老人になることができ、それがさらに前頭葉の老化を防ぎ……と好循環に持っていくことができます。

さて、その「好循環」をゲットするにはどうすればいいのでしょうか？

それには二つのことが必要です。

一つは、**他人と異なることを考える習慣**をつけること。

もう一つは**好奇心**です。

どんな分野でも自称「専門家」になれば真実を突いた話ができます。

まず最初に、「他人と異なることを考える習慣をつけること」についてお話をします。

日本では、「知らないと恥ずかしい雑学辞典」みたいな本がよく売れます。

しかしながら、実は「知らないと恥ずかしいこと」を知っていても、そんな知識は何の役にも立ちません。

たいていの人が知っていることですから、当然です。

日本人には、恥をかきたくないから勉強をするという人が多い。

しかしながら、若い人に頼られる老人になるためには、みんなと同じ知識を持つのではなく、他人から見て「頭がいい」と思われるような勉強をするべきなのです。

それは、ほかの人が知らない知識を身につけるということです。

例えば日本を代表する映画監督の川島雄三さんは、ほかの人が一生懸命に読んでいる本なんかはまったく読まず、誰も知らないような本を山ほど読んでいたそうです。

みんなが読んでいる本は、その内容についてみんなに聞けばいい。

必要なのは、誰も知らない知識なのです。

それを知れば、ほかの人ではできない発想ができる人間になることができます。

テレビを視(み)ても、意図的に頭をへそ曲がりな方向に使い、ツッコミを入れ、世間のいう常識を疑うようにする。

そして、常に自分なりの考えを持つようにする。

そうすると、物事に対する考え方の切り口が、ほかの人と変わってきます。

意識してそうしておかないと、40歳を超えるとどんどん前例踏襲型のつまらない人間になってしまいます。

例えば、誰もが経験することですが、歳をとればとるほど、行きつけの店にしか行かなくなります。

新しい店に行って冒険をしなくなるのです。

しかし、そんなふうにしている限り、前頭葉の老化はどんどん進んでしまいますし、若い人が「すごい！」というような意見を言うこともできません。

本も、好きだからと同じ著者の本ばかりを読む。

司馬遼太郎の本を読めば賢くなるかもしれませんが、ほかにも読んでいる人はいっぱいいますので、少しも目立つことはできません。

それでは当たり前の人にすぎません。

大河ドラマで渋沢栄一をやっているからといって、『論語』を読んでいる人が増えていますが、役に立つ内容もあるものの、みんなが知っている共通知識にすぎません。

特に現在のようなスマホで何でも調べることができる時代の頭の良さとは、他人とは異なることを考えるということです。

例えば今、ひろゆきさんが人気がありますが、彼はほかの人にはない彼独自の考え方を展開することを旨（むね）としています。

常識的な考えしかしない人は、お金を払ってでも自分がこう考えていることに対して彼はどう考えているかを知りたいわけです。

そういった意見を会議などで積極的に話すようにすれば、あなたは一目（いちもく）置かれるようになります。

野村證券出身で、『米中新冷戦のはざまで日本経済は必ず浮上する』（かや書房）などを書かれた作家であり、人気ユーチューバーであり、投資塾・複眼経済塾の塾頭でもあるトルコ出身のアナリスト、エミン・ユルマズ氏は、『日本経済新聞』は一面ではなく、後ろから読むと言います。

「一面は大きな記事で、みんなが知っているだけでなく、新聞社の意見まで書かれている。最初にそこを読むと、新聞社の意見に惑わされてしまう。私たちが知りたいのは事実だけ。内容について考えるのは自分でやることですから」（エミン・ユルマズ氏）

ユルマズ氏は、社会面などの一見投資に関係がない記事から、これから上がる株を分析しているのです。

また彼は『日本経済新聞』以外の新聞としては、『東京新聞』を読んでいます。

ユルマズ氏は語ります。

「『朝日新聞』や『読売新聞』などは、一面には同じ出来事が載っています。テレビでも報道している大事件です。それらは、ネットでも内容について詳しく知ることができる誰でも知っている事件です。ところが『東京新聞』がとりあげるものは、まったく違うものである場合が多い。切り口がほかの新聞とは異なるのです」

全国紙であるかどうかにはこだわらず、それよりもほかと切り口が異なるものに注目する。

彼のオリジナルな分析はファンが非常に多いのですが、それは彼の「ほかと違うものに注目する」という考えから来ているのです。

詳しくなるのは全部のジャンルでなくていいのです。

例えば歴史なら、江戸時代だけでもいいし、もっと狭いジャンルでもいい。

それにまつわる知識がすごくある人は強いのです。

そういう人であれば、ほかのジャンルの問題に対しても、こんなことは誰も言っていないというようなことを思いつくのです。

以前、映画の知識はほとんどない日本文学の研究者と一緒に映画を観て、そのあと話をしたことがありました。

その人は監督などの知識は皆無でしたが、独特の見方をして、面白い解説をしてくれました。

それは、彼が日本文学に大変に詳しかったからなんです。

一分野をとことん知っていれば、ほかの分野の芸術の解説も、ユニークな切り口でできるのだな、と感心しました。

だから、面白い老人になるためには、オタクになるのはいいことなんです。

どんな分野でもオタクになれば、ちょっと変わった、真実を突いた話ができるのです。

感情が伴う記憶は、脳に書き込まれやすい。

次にお話をしたいのが「**好奇心**」についてです。

2021年のノーベル物理学賞を受賞した米プリンストン大学上席研究員の眞鍋淑郎（まなべしゅくろう）氏（90）は、テレビ局のインタビューに対し、

「地道な研究を支えたのは『好奇心』だった」

「コンピュータに振り回されてはいけない。なぜこんなことが起きているのか。好奇心を満たす研究をやる。それが成功のもとになる」

「私は研究を心から楽しんでいたし、ただ好奇心が私を研究に駆り立てた」

と何度も、「好奇心」という言葉を繰り返し、若い研究員に向けて「はやりの研究に走らず、好奇心に基づいた研究をしてほしい」とエールを送りました。

テレビドラマ『おしん』（'83〜'84）で有名な脚本家の橋田壽賀子さんは、「私に好奇心がなくなれば、それは私の死ぬとき」とおっしゃったそうです。

彼女は95歳で亡くなりましたが、亡くなる前の年にも新しい『渡る世間は鬼ばかり』の企画のアイデアを話されていたそうです。

好奇心が弱まると、記憶力も減退していきます。

好奇心とは、いろいろなことを面白いと思うこと。

歳をとればとるほど、ちょっとしたことが面白いと感じなくなります。

例えば、子供ならスカイツリーを見たり、それに登ったりすれば、「すごい！」と感じますが、大人になると何も感じません。

若い頃は、箸（はし）が転んでもおかしいというぐらい、ちょっとしたことにも笑えますが、歳をとると何も感じなくなります。

歳をとると、いろいろなことが面白く感じられなくなるのです。

つまり、好奇心が弱くなってしまうのです。

好奇心が弱まってしまうことは、記憶力の衰退にもつながります。

例えばテレビで池上彰さんが、何かを言ったとします。

そんなことは当たり前だ、と興味が持てないと、その発言を覚えることはありません。

しかし、これってすごい！　と感じれば、その発言を暗記してしまいます。

好奇心が旺盛な人は、新聞一つをとっても目に入ってくるものが違います。

ほかの人なら見逃してしまう小さな記事を「面白い」と思い、記憶してしまうのです。

インプット力が、好奇心によってまるで変わってくるのです。

人間の脳は、感情が伴う記憶はよく覚えているようにできています。

例えばすごく怖い思いをしたとか、すごく悲しかったとか、ゲラゲラ笑ったとか、すごく美味しい店だったとか……。

サッカーが好きな人は、サッカー選手であれば、アルゼンチンの選手でもフルネームで覚えているのに、同じ人がアメリカの政治家のラストネームも覚えることができない。

それは彼が、サッカーを面白いと思い、アメリカの政治家に興味がないからなのです。感情が伴う記憶は脳に書き込まれやすいのです。

それは恐らく、人間が生きていくために大脳が大きくなったと先に述べましたが、気持ちが良かったことは再体験ができるように、怖かった、命が危なかったことは、忘れないようにして、もう二度とそんな目に遭わないようにするために人間が種として身に付けてきたものだと思います。

好奇心を司るのは、前頭葉です。

歳をとると好奇心が衰えてくるのは、前頭葉が40歳をすぎると衰えてくるからなのです。

だから、前頭葉が老化すると、好奇心よりも安心感のほうが勝ってしまい、今まで通りのものを求めてしまう。

前頭葉を鍛えるためには、その安心感の逆をいく必要があるのです。

人生を実験だと思っていない人は何も得ることがありません。

そのためにお勧めなのが、結果を予測せず、「生きていることはすべてが実験だ」と思う生き方をすることです。

単純な例でお話をすれば、スーパーに行くと今まで見たことがない食材を売っていた。不味いと嫌だから買わないのではなく、試しに買って食べてみる。美味かったとしても不味かったとしても、それは一つの実験になります。

好きになった女の子がいる。

その女の子に声をかけてみる。

これも実験で、フラれるか、受け入れられるかは実験の結果なんです。

ですから、人生が実験だと考えている人は、いろいろなことを試して、その結果が良くても悪くても面白いと感じるわけです。

そして起こった結果に対して、対処したり、諦めたり、あるいは成功して大喜びしたりする。

逆に人生を実験だと思っていない人は、先ほどの彼女の話でいえば、その娘に声をかけても絶対に受け入れられるはずがないと思いこんでしまう。

自分で結果を勝手に予測してしまう。

実験なんだから、フタを開け（あ）て見ないとわからない。

そんなふうに思っていれば、仮にフラれてもすごく落ち込む必要がないわけです。

会社をクビになって落ち込む人は「自分は絶対にクビにならない」と思いこんでいたわけです。

しかし、世の中「絶対」ということはありません。

何があるかわからないから世の中は楽しいと思っていれば、仮にクビになっても、「新しい人生の実験を始めよう」とワクワクした気分になるはずです。

そして行動する人になれるはずです。

ところが日本人には、結果を予測してしまう人が多い。

我々は「予期不安」と呼んでいますが、それが強い人が多い。

だから行動する前から、ああなっちゃあいけない、こうなっちゃあいけない、と試す前に答えを出してビビッてしまう。

そんな人は、何もしないうちに落ち込むだけで、頭もよくならないし、人生を楽しめないわけです。

例えば先ほどお話をしました橋田壽賀子さんは、50歳から水泳を始め、83歳のときからはスポーツジムに通い始めました。

普通の人なら、いまさら、と考えるでしょうが、橋田さんは好奇心が旺盛で、恐らく人生は実験だとお考えになっていたのでしょう。

トレーニングを続け、彼女は90歳で、20キロの重りを持ってスクワットをされていたと聞きました。

実験ですから当然、失敗して痛い目を見ることもあります。

しかし、痛い目を見ると、さまざまなことを学ぶことができます。

逆に、痛い目を見たくないからと失敗しない準備ばかりして行動しないと、何も得ることがありません。

好奇心の大敵は「見栄っ張り」です。

さらに、失敗だけでなく、実験には「想定外の結果」がつきものです。

あとで、前頭葉について詳しく解説しますが、「想定外の結果」であればあるほど、前頭葉には大歓迎です。

「想定外の結果」に直面して、「さあ、どうするのか」と知恵を絞る際に、前頭葉はフル活動します。

とりあえず、試してみる。

そんな考え方をしていれば、好奇心が衰えることはありません。

これが前頭葉に刺激を与える最も効果的な方法なのです。

余談になりますが、好奇心の大敵は「見栄っ張り」です。

実際は知らないのに、何の役にも立たないプライドから、知っているふりをする。

これでは好奇心を満足させることができません。

好奇心を満足させてこそ次の好奇心が湧き起こるのに、です。

現在のパナソニック、元の松下電器の創業社長・松下幸之助氏は晩年になっても「自分にはわからないこと」があれば、自分の孫ほどの年齢の技術者や研究者に、納得できるまで徹底的に質問していたといいます。

松下電器では、幸之助氏は神様のような存在です。

そんな彼がプライドも何もなく、若手社員に頭を下げて、教えを請うていたのです。

恐らく、幸之助氏はこの好奇心を満足させ、その後は次の好奇心へと興味を掻き立てていたのだと思います。

そんな彼だからこそ、小さな会社だった松下電器を世界的な電気メーカーにすることができたのです。

「あんな人になりたい」「こんな人になりたい」。

そのためには「あんな人」や「こんな人」のモデルを考え、その人に少しでも近づこうと目標を持つと、やりやすい。

その目標の人は、読者の方々の興味や行っている仕事に関係した人でも良いと思いますし、一人の人でなく、例えば若手の意見を聞くなら松下幸之助氏のようにやろう、などとエピソードごとに考えてもいいと思います。

アンチエイジング食品よりも絶対に良いのは「男性ホルモン」。

次は男性ホルモンのお話です。

男性ホルモンは、量は男性の10分の1から20分の1ですが、実は女性にもあり、司令塔である大脳の視床下部から脳下垂体に「分泌しなさい」と命令が出ることにより、男性の場合は主に精巣と副腎、女性の場合は卵巣や副腎に働きかけることで分泌されます。

しかし、司令塔がいくら頑張っても、加齢により精巣や卵巣、副腎の機能が衰えていれば、男性ホルモンが出る量は減ってしまいます。

男性ホルモンは脳に直接働きかけて、意欲を高めたり、判断力や記憶力を高めたりします。

つまり、男性ホルモンが減少すると、憂うつな気持ちになったり、集中力や行動力、判断力や記憶力の低下が引き起こされたりします。

理屈よりもわかりやすい例を見てみましょう。

NHKの大河ドラマ『功名が辻』('06)や『セカンドバージン』('10)など数々のラブストーリーを手掛け、「ラブストーリーの名手」と称される大脚本家の大石静さんとエッセイストで小説家、タレントの阿川佐和子さんの対談集『オンナの奥義　無敵のオバサンになるための33の扉』(文春文庫)からの引用です。

大石　私、「なんだか最近やる気が出ない」ってかかりつけの医者に相談したら、「じゃ、男性ホルモン打ってみますか!」って言われたの。で、注射をピチッと打つと、その日バンバンやる気になるのよ。

阿川　ホントですか!?　じゃ、あちらも?

大石　やあね、仕事よ、仕事！　仕事に意欲的になるの。ただね、男性ホルモンを注射すると、顔にニキビが出るのよ。

阿川　そのうち、胸毛やヒゲがはえてきそう。

大石　打ち続ければそうなるわね、きっと。でも、どうしてもやる気になりたいときは、男性ホルモン注射はおすすめよ。

阿川　どうしてそう肉体改造したがるかな（笑）。

大石　「今すぐ元気が欲しい」と思うと我慢できないの。できることがあれば即やっちゃう。

私は大石さんをよく存じ上げていますが、男性ホルモンを打つようになってからの大石さんの仕事量はすごい。

次から次へと新しい作品やジャンルにチャレンジされています。

プロスキーヤーで登山家の三浦雄一郎さんは、男性ホルモンの専門家である札幌医大の泌尿器科教授・熊本悦明（くまもとよしあき）先生にずっと男性ホルモンを打ってもらい続け、90歳近くになっても、ますますお元気に活躍されています。

これまで7回も心臓手術を受けながらもそのたびに不死鳥のようにお元気になられ、『婦人公論』２０２１年9月28日号のインタビューで、

「できれば90歳でヨーロッパの最高峰であるエルブルースに登頂し、斜面をスキーで滑りたい。人生に『もう遅い』ということはありません。何歳だろうと、今からできること、これから始められることはあるものです」

と語られていました。

三浦さんの場合は、男性ホルモンが減ってくると筋肉がつかなくなり、脂肪ばかりついて足腰が弱る原因になるからということもあるのですが、現在の彼のバイタリティはやはり、男性ホルモンのおかげだと思います。

やる気が記憶力に大きくかかわっているため、男性ホルモンを打つと記憶力が非常に良くなります。

日本人の中にはこういったホルモン療法を反則みたいに考える人も多いのですが、私の患者さんも打った人は、みんな圧倒的に気持ちも含めて若返ります。

リピーターも多い。

今、一部上場企業の専務の人も通院されていて、もう60代で、「ちょっと仕事の能力が落ちていて、このまま会社の経営陣に残っているのは心もとない」とおっしゃっていました。

調べてみると男性ホルモンの値（あたい）が低い。

彼も、男性ホルモンを打つと、バリバリとまた仕事ができるようになりました。

効果の当てにならないアンチエイジング食品などよりも、誰がなんと言っても絶対に良いのは男性ホルモンです。

注射が嫌な人は、男性ホルモンを増やす、マカとか牡蠣（かき）エキス、蝮（まむし）なども売っていたりして、それらも多少は男性ホルモンを増やしてくれるので、無駄ではありません。

ただ男性ホルモンのほうがコスト的には圧倒的に低い。

前にもお話をしましたが、男性ホルモンを増やすには、アダルトビデオやエロサイトといわれるものも効果的です。

性的な刺激は男性ホルモンを分泌させますから、性的なことがダメと言っている人はボケやすい。

スケベな人のほうがボケないんです。

施設で女性職員のお尻を触（さわ）るようなスケベな老人もいますが、そういった「エロじじい」と呼ばれるような人はボケが進みにくいのです。

もちろん職員にも人権がありますから、それをほめる気はありませんが、性的な関心が強いということが大切なのも事実です。

「英雄、色を好む」と昔から言いますが、実際、優秀な人は好奇心が強く、スケベな人が多いのです。

第3章

頭がしっかりとした老人になるためには？

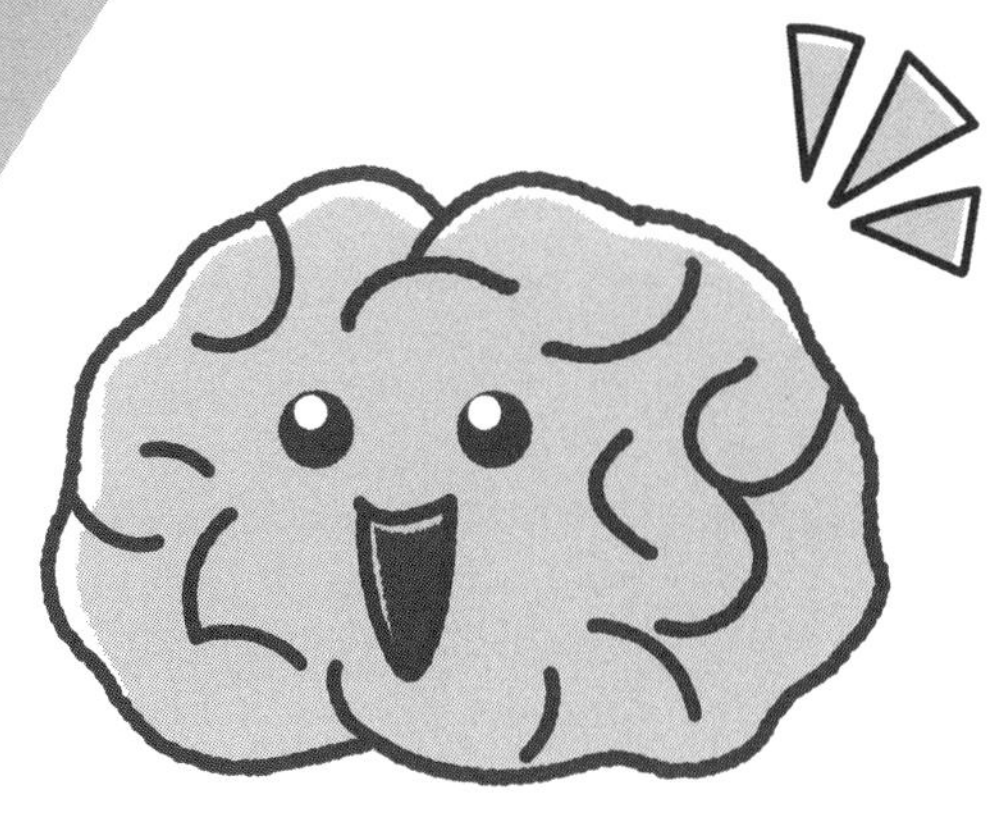

認知症は治療をしても治せませんが、進行を遅らせることはできます。

「俺はやっぱり認知症じゃないかなあ」

思い出せないのではなく、覚えていないのでは……。

つまり、想起障害ではなく、記銘力障害では？

そんなふうに、時折り感じている方もいらっしゃると思います。

一番簡単な見極め方は、例えば「●月●日にK君と会う約束をしていた」とします。

ところが、あなたはその約束を忘れてすっぽかしました。

そのとき、K君から連絡があり、「ああ！　約束を忘れていた！」というケースは「想起障害」であり、「そんな約束をしていたっけ？」というのが「記銘力障害」です。

あとで言われて、あるいは情報などをあとで聞かされて、「ああ、そうだった」「それは思い出せなかった」というのが「想起障害」で、「そんなこと、記憶にないな」というのが文字通り「記銘力障害」なのです。

「それじゃあ、私は『記銘力障害』だ！」

大変だ！　認知症だ！

と慌てた方は、落ち着いて、まず私の話を聞いてください。

「記銘力障害」＝「認知症」ではありません。

年齢別に記憶障害について解説をしますと――

●40代、50代の記憶障害の原因は①男性ホルモンの低下②うつ病
●60代の記憶障害の原因は①うつ病②男性ホルモンの低下
●70代以降の記憶障害の原因は①認知症②うつ病

となります。

しかも、「男性ホルモンの低下」や「うつ病」による記憶障害は、適切な治療により、治せるのです。

「認知症」は治療しても治せませんが、進行を遅らせることはできます。認知症の前段階といわれる軽度認知障害（ＭＣＩ）は、意識して頭を使うと正常レベルに戻る＝治ることもあります。

大切なポイントなので繰り返しますが、「想起障害」＝「出力障害」は思い出せない状態で、「記銘力障害」＝「入力障害」は新しいことを記憶できないということです。

その「記銘力障害」＝「入力障害」には「治せる入力障害」＝「男性ホルモンの低下」「うつ病」と「治せない入力障害」＝「認知証」がありますが、「治せない入力障害」＝「認知証」も自分で意識して、簡単なトレーニングさえすれば、進行を遅らせることができるのです。

「もう、おしまいだ」と考えず、「トレーニングを始めよう」と前向きに。

しかも、「認知症」も軽い段階であれば、社会生活を送るうえで、少しも困らないどころか、立派な仕事をされている方も数えきれないほどいらっしゃいます。

あとで解説しますが、「認知症」も程度の問題で、「軽度」であれば、何の問題もないのです。

すべてを覚えられないわけではなく、忘れてはいけないことは、「メモ」を取るなどの手段を用いれば、簡単にカバーできます。

「メモを取る」行為は、「認知症」でない方でも、一般のビジネスマンの通常行為です。特殊な作業でも何でもありません。

つまり、「私は認知症になったから、もう、おしまいだ」などと考えないで、「認知症」に罹（かか）った事実を受け入れ、「さて、これを長く軽度で維持して、トラブルのない社会生活を送るために、メモをとるなどの補助行為やトレーニングをしよう」と前向きに受け止めることが重要なのです。

例えば、胃が悪い人が毎日薬を飲むように、「軽い認知症」の方は補助行為やトレーニングをすれば、何の問題もありませんし、それは少しも大変でなく、誰にでもできるものばかりなのです。

つまり、記憶障害の原因が男性ホルモンの枯渇やうつ病であれば治療をすればいいし、認知症（軽度認知障害も含む）であれば現在以上に進行しないようにすれば良いのです。

そうすれば、「歳をとってもしっかりとしている」と言われる脳のままでいることが誰にでも可能なのです。

記憶障害になったら、まず最初に疑うべきなのは……。

さて、先ほども述べましたように、40代、50代で、「私は覚えていないことが増えてきた」という方がまっ先に疑わなくてはならないのは、「男性ホルモンの低下」です。

私が患者さんを診ていて感じるのは、40代、50代で記憶力が目に見えて落ちているという方の2割ぐらいが男性ホルモンの不足が原因となっています。

この年代のうつ病は3％ぐらいだと感じています。

これは一般的にも3％といわれているので、私の経験知と数値はピタッと一致しています。

いっぽう、若年性の認知症は1万人に一人ぐらい。

確率論からいえば、記憶障害になったら、まず疑うべきなのは、男性ホルモンの低下、次がうつ病、最後が若年性の認知症なのです。

しかも統計的に、記憶障害の原因として認知症がうつ病を抜くのが75歳ぐらいですので、そのぐらいの歳になるまでの記憶障害は、大部分が男性ホルモン不足か、うつ病が原因なのです。

男性ホルモンの低下は、「私はうつ病が原因で記憶力が悪くなったのでもなく、認知症でもなく、男性ホルモンの低下が原因で物覚えが悪くなった」という方だけでなく、うつ病も認知症も悪化させますから、全年代にわたり、男性ホルモンを増加させる努力をすることをお勧めします。

さらに、うつ病に対する予防も認知症の進行を遅らせるのに大変有効ですから、こちらも全年代の方にお勧めです。

男性ホルモンの低下を防ぐために、肉や魚などのタンパク質を多くとろう。

まずは、なぜ男性ホルモンの量が減ると記憶力が落ちてくるのかを説明します。

第一に、男性ホルモンが減ってきますと、物事に取り組む前向きな意欲が衰えてきます。物事を記憶するのに役立つのが「意欲」や「好奇心」ですので、男性ホルモンの低下は、記憶力を減退させることになります。

第二に、男性ホルモンが減少してきますと、短期記憶を担っている神経伝達物質「アセチルコリン」がつくられにくくなってきます。

最近の研究では男性ホルモンが記銘力の中枢である海馬という部分に直接働きかけることも知られていますが、逆に言うと、男性ホルモンが減るとそれが弱まることになります。

このため、記憶力が悪くなるのです。

それでは、どうすればいいのか？

そのためには、肉や魚などのタンパク質を多くとることです。

「コレステロール値が高くなるから」と気になさる方もいらっしゃいますが、一般的に言われている「善玉コレステロール値」や「悪玉コレステロール値」というのは関係なく、コレステロール値は少し高めのほうがいいのです。

「俺は胃が健康だ」「俺は脳の衰えが少ない」と言っても、胃だけで生きている人はいませんし、脳だけで生きている人もいません。

「健康かどうか」は総合的にしか判断できず、その「総合的」を判断するには、「統計」しかないのです。

統計によりますと、コレステロール値が少し高めの方が最も長生きなのです。

つまり、最も健康ということになります。

男性ホルモンを増やすためには異性と話をしたり、性的なことを増やすのもいい。

女の子がいるようなお店に行ったり、アダルトビデオを見たりするのもお勧めです。

40歳を超えてからのうつ病はほとんどが、セロトニンの枯渇が原因です。

次は「うつ病」です。

先ほど私は、「記憶障害」で「うつ病」が原因となっているのは約3％と述べましたが、病気というほどではない程度のうつ状態の方も、日本人の1割から2割いらっしゃいます。

基本的にはうつ病、特に中高年以降のうつ病の原因はセロトニン不足です。

厚生労働省は「18歳未満のうつ病の人にはなるべく薬を使わないように」と言っていて、日本うつ病学会も「25歳までの患者さんはカウンセリングで治すように」と言っています。

実際、各種の統計をとってみると、40歳を超えると薬のメリットがうつ病の薬の副作用を上回ると考えられています。

うつ病の薬にはいろいろなものがありますが、基本期にはセロトニンを増やす働きをします。

つまり、40歳までのうつ病の患者さんはカウンセリング的な治療のほうが薬よりも効果があるわけですから、セロトニンの不足だけが原因というわけではありません。

ところが40歳を超えてから薬が効く人が増えてくるというのは、歳をとってセロトニンが減り、その結果、うつ病になったと考えられるわけです。

夜中に何回も目が覚める方は、うつ病を疑うべきです。

それでは、「私は男性ホルモンの減少が記憶障害の原因ではなく、うつ病が原因ではないか」と疑うために必要なポイントは何か？

そのポイントは3つあります。

まず第一に注目しなければならないのは、①**「睡眠」**です。

特に、**「眠りの質」**です。

うつ病の患者さんの「睡眠の特色」は、「熟眠障害」と「早朝覚醒」。

ですから、心配事が多くて、寝つきは悪いけれども、いったん寝てしまうと朝までぐっすりと眠ってしまうという人は、セロトニンが十分に足りていて、うつ病の可能性は低いと考えていいでしょう。

ところが、夜中に3回も4回も目が覚めるような症状があると、セロトニンの量が減少しており、うつ病の初期症状ではないかと考えられます。

70代以降であれば、年齢的に夜中に何度も目が覚めても不自然ではありませんが、少なくとも40代、50代であれば、歳のせいではなく、うつ病を疑うべきです。

また、70代以降であっても、急に夜中に3回も4回も起きるようになれば、それもうつ病を疑うべきです。

昔、民主党政権のときに、「お父さん、眠れてる？」というポスターをあちらこちらに貼って、うつ病の初期症状の方を専門医に誘導し、うつ病が原因の自殺を減らそうという対策を行い、実際に自殺が激減（げきげん）しました。

「もしかして私は、うつ病では？」という疑いが起こったら、まずは専門医で薬をもらうことです。

お父さん眠れてる?
疲れているのに、
2週間以上眠れない日が続いている
食欲がなく、体重が減っている
もしかしたら、「うつ」かも…
眠れないときは、
お医者さんにご相談を。
いのちを守る
内閣府

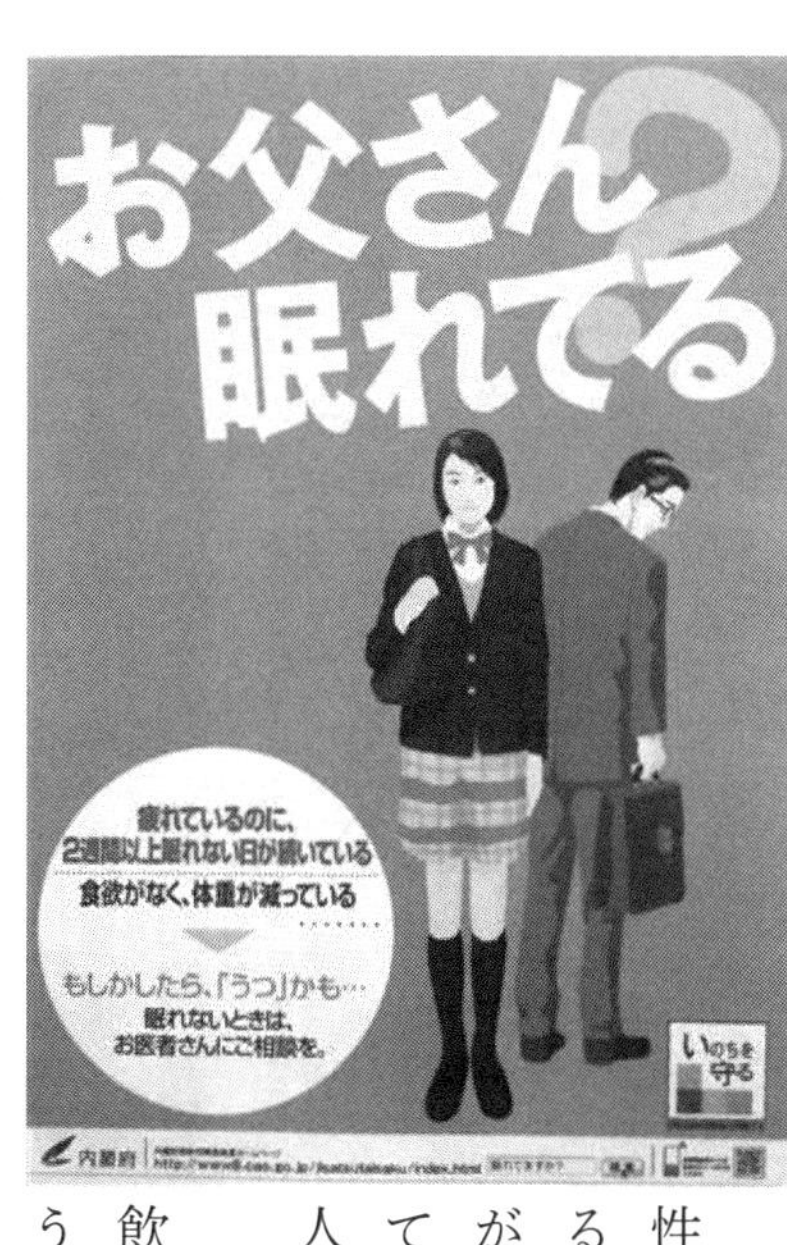

作家の森村誠一さんが、自分自身が老人性うつ病で苦しんだ体験を書かれた『老いる意味　うつ、勇気、夢』（中公新書ラクレ）がベストセラーとなり、多くの方に読まれています。この本によれば、森村さんも老人性うつ病は薬で治されています。

あと、もう一つお話をしたいのは、大酒飲みの人はセロトニンが枯渇しやすいということです。

それは現在大量に飲んでいる方だけでなく、過去にたくさん飲まれていた方も同じで、元アルコール依存症の方はうつ病になりやすい。

若い頃、酒を飲んで暴れていたような人が、歳をとってから意外にうつ病になるのです。

もちろん、現在飲まれない方は多少はマシですが、それでも危険性は高い。

ですから、現在お酒をたくさん飲まれている方、過去に大量に飲まれていた方は、特に注意して、自分の睡眠の質に疑問を持ったら、すぐ病院に行って診察を受けてください。

どんな人でも、うつ病になる可能性はあります。

次に注意すべきは、②「食欲」です。

うつ病になりますと、今まで美味しいと食べていたものが美味しく感じられなくなってきて、食欲が落ちてきます。

これも、うつ病の典型的な症状で、前はたくさん食べていたのに急に食べられなくなったという場合には、うつ病の疑いがあります。

うつ病の兆候の3番目は、③「仕事の能率の低下」です。

うつ病によくある症状としては、仕事の能率が低下すると同時に、気分が落ち込み、自分なんかいても邪魔じゃないかなど、自責の念が合わさってきます。

こういった状態になれば、うつ病にかかっている危険性があります。

「私は忙しくて、うつ病になんかなっている暇はない」と考えられている方は、うつ病を誤解しています。

うつ病は病気ですから、例えばどんなに忙しい人でも癌にかかるように、うつ病に罹患します。

仕事のためにも、「うつ病の自覚」があればすぐに病院に行くべきです。

①**「睡眠」**②**「食欲」**③**「仕事の能率の低下」**。

この3つを覚えておいて、「私はうつ病かもしれない」と思ったら、すぐに専門医の門を叩いてください。

先に説明しましたように、中高年のうつ病はセロトニンの不足が原因であることが大多数です（もちろんそれでも薬だけで治すのではなく、カウンセリングも必要なことは多いのですが）。

多くの場合、薬を飲むと楽になり、食べ物も美味しく感じられるようになり、食欲も出てきて、なおかつ、眠りの質が上がりますから、夜中に目が覚めなくなります。

いっぽう、75歳だと5％、80歳になると10％から15％、85歳になると40％、90歳になると60％の人が認知症になります（これはテスト上の話で、軽い人も重い人もいます）。ですから、認知症による物忘れを本当に心配しなくてはならなくなるのは、80歳を過ぎてからなのです。

それよりも物忘れに関していえば、これまでも述べましたように、男性ホルモンとセロトニンを足すことで解決する場合が多いのです。

重要なのは、認知症だとわかったからセロトニンを足さなくてもいいのか、セロトニンを足しても無駄なのか、というと、それは間違いだということです。

認知症は初期の場合、だいたい二割ぐらいの人が、うつ病も合併しています。ですから、うつ病を良くすると、如実に記憶力が回復します。

要するに、認知症とうつ病で、ダブルで記憶力が落ちていたのが、うつ病だけでも改善すると、そのぶん、記憶力が回復するのです。

結果、ものすごく悪い認知症で、社会生活もままならなかった人が、初期の認知症ぐらいの状態に戻り、ふつうに生活ができるようになることもあります。

そういった意味でも、たとえ認知症であったとしても、男性ホルモンもセロトニンも有効なのです。

先に紹介しました森村誠一氏の『老いる意味　うつ、勇気、夢』によりますと、森村氏も、「認知症と老人性うつ病の合併症」と診断されたようですが、投薬により老人性うつ病がよくなると、「死ぬまでにあと50冊は本を書きたい」とおっしゃられるほどに回復されています。

コレステロール値が高めの人のほうが長生き、血糖値が高めの人のほうが元気がいい。

70代を超えてくると、記憶障害の原因が「認知症」である可能性も出てきます。

認知症には、主なものは次の4つがあります。

①アルツハイマー型認知症 ②血管性認知症 ③レビー小体型認知症 ④前頭側頭型認知症です。

①アルツハイマー型認知症は、記憶障害が主な特徴で、最初は短期の記憶、次第に長期

の記憶も失われていきます。

認知症の約60％がアルツハイマー型です。

②**血管性認知症**は、認知症の約20％を占めます。

脳梗塞や脳出血が原因となり、意欲低下が目立ち、脳梗塞（脳出血）で見られるような歩行障害や言語障害、嚥下障害をしばしば伴います。

③**レビー小体型認知症**は、脳にαシヌクレインというタンパク質が沈着して、神経細胞の障害が起こり、幻視（存在しないのに虫や人物がみえたりする）が特徴的な症状です。

④**前頭側頭型認知症**は、まれに起こる認知症で、人格や行動の変化を特徴とし、感情が平板化するのですが、衝動の抑制も悪くなるため、堂々と万引きをしたり、性欲の赴くまま女性に痴漢行為をしたりすることもあります。

まず、②**血管性認知症**に関してお話をします。

現在は、ＣＴスキャンやＭＲＩなどの最新機器がありますので、簡単に脳の中を調べることができます。

調べてみて、脳梗塞がある程度あれば、多くの医者は②**血管性認知症**であると診断します。

しかしながら、実際には脳梗塞がたくさんあっても記憶障害になったり、ボケたりしない人はいっぱいいます。

私も浴風会病院にいたときに、数多くの患者さんの脳を解剖してわかったのですが、脳梗塞がたくさんあってボケが進行していて、②**血管性認知症**ではないのか？　という疑いがある人も、解剖してみると、脳の表面にアルツハイマー型の変化がある人が多いのです。

脳内にはアミロイドβというタンパク質があります。

これは水溶性で、通常は古くなれば睡眠時に分解され、脳脊髄液（のうせきずいえき）から血液の中へ出ていき、排出されるのですが、それが何らかの理由により分解されなくなると、脳内にたまり、しばらくすると今度はタウと呼ばれるタンパク質も増えてきて、その二つのタンパク質の作用で、脳内にシミのようなものをつくります。

これを「老人斑（ろうじんはん）」と呼び、この老人斑が神経細胞を殺す働きをします。

このようなことを「アルツハイマー型の変化」と呼びます。

脳の中の一つの神経細胞が死ぬと、そこに繋がっていたすべての脳の神経細胞がその経路では繋がらなくなり、ネットワークが大きく変わって、それまでの記憶が変化してしまいます。

その結果、新しいことが覚えられないだけでなく、末期になると子供の顔も忘れたりするようになるのです。

ここでお話をしておきたいのは、脳梗塞がたくさんできると、**②血管性認知症**になり、その脳梗塞の原因は血管の老化であると、近年いわゆるメタボ対策が唱えられています。

そのために現在一般的にいわれているのは、脳の動脈硬化の予防です。

それは同時に心筋梗塞の予防にもなり、プラスが大きいとかなり長い間、重要視されてきました。

ですから、脳の動脈硬化の予防のために、体重を落とせだとか、コレステロール値を下げろだとか、血圧を下げろだとか、血糖値を下げろだとか、ずっと医者は患者さんに言い続けてきました。

しかしながら、前にお話をしましたように、人間が健康であるためにどうすればいいのかを示すのは、個々の数値でなく、人間としての全体のことを考えないといけません。

最近、多くの高齢者を専門とする医者が経験することですが、血糖値や血圧が高い人のほうが頭がシャキッとしているし、コレステロールは男性ホルモンの材料になっていますので、コレステロール値が高い人のほうが、男性ホルモンも多い。

老人の診察をあまりしていなくて、教科書で勉強をしただけの医者は、こういったメタボの指標になる数値をすべて下げろと患者さんに注意します。

しかし、私のように老人を長く診ている専門医の臨床経験からいえば、むしろ、コレステロール値が高めの人のほうが長生きですし、血糖値が高めの人のほうが元気がいい。

メタボ対策の数値を下げるよりも、はるかに効果的な３つの実践。

もちろん、血管が丈夫であるのは大切なことです。

そのために効果的なのは、メタボ対策の数値を下げるよりも、次の３つを実践することなのです。

まず第一は、①**運動をする**こと。

第二に、②**タンパク質をとる**こと。

タンパク質は先ほどまでお話ししている幸せ物質で、夜になると睡眠物質メラトニンに変化して睡眠の質を上げてくれるセロトニンの材料になったり、そのセロトニンを運ぶ男性ホルモンを増やしてくれますが、血管もタンパク質からつくられています。

かつて貧しかった頃の日本では、脳卒中といえば、そのほとんどが脳内出血でした。

要するに日本中の人々がタンパク質不足で、脳の血管がもろかったのです。

ところが日本も豊かになり、肉食が増えるにしたがい、脳内出血が減ってきました。

現在は、脳卒中の原因が脳内出血であることは少なくなり、脳梗塞やくも膜下出血がそのほとんどになりました。

要するに、タンパク質の少ない血管は、ゴムのないタイヤのようなもので、血圧の高さによって、伸びたり縮んだりしませんから、血圧が１４０とか１５０になると、すぐに破れていたのです。

ところが日本国民の栄養状態が改善した今、そういった状況が起こることはめったになくなりました。

肉食が進み、タンパク質をとるようになって、脳の血管が丈夫になったのです。

ですから、そういった意味でも歳をとればとるほど、肉類などのタンパク質を多くとることをお勧めしたいのです。

第三が、**③水分を十分にとること。**

現在、脳梗塞の原因として圧倒的に多いのが、動脈硬化（血管が硬くなって柔軟性が失われている状態）なのです。

動脈硬化が起こると、脳の血管が詰まりやすくなり、脳梗塞が起こります。

その原因の大きなものは水分不足で、水分を十分にとらないまま血液の中で脱水状態が起こると、血液がドロドロの状態になり、動脈硬化が起こっている血管内で詰まりやすくなるのです。

脳の萎縮が多少進んでいても、多くの場合、認知症とは無関係です。

血管性認知症にならないためには脳梗塞をつくらなければ良いので、①から③を気をつければ大丈夫なのです。

血管性認知症、レビー小体型認知症、前頭側頭型認知症も、先にどこが悪くなるのかということはあるにせよ、次第に脳内にアルツハイマー型の変化が起こり、最終的に認知症がひどくなるのは、アルツハイマー病に罹るからなのです。

誤解があるといけないので書いておきますが、例えば人間ドックなどで脳の萎縮が進んでいると言われても、多くの場合、それと認知症とは関係がありません。

脳が多少萎縮していたとしても、仕事などでちゃんと使ってさえいれば、まったく支障はありません。

アルコール依存症だとか糖尿病だとか、腎臓病の人は、脳はどうしても縮む傾向にあります。

しかし、縮んではいても、アルツハイマー型の変化さえ始まっていなければ、ほとんど問題はないのです。

脳が縮むのを止める方法はありませんが、縮んだ脳をしっかりと使うことは可能です。

ただ私が強調したいのは、認知症にならないのは無理だということです。

85歳ぐらいになれば、誰でもアルツハイマー型の変化が脳に起こるのです。

今後、医学が発達すれば、アルツハイマー型の変化が起こる時期を遅らせることができる可能性はありますが、現在の段階では、脳にアルツハイマー型の変化が起こることは避けようがないのです。

しかしながら、私たちが大勢の高齢者を診察していて感じることは、同じぐらいにアルツハイマー型の変化が起こっていても、すごくボケた人もいれば、わりとちゃんとした人もいるわけです。

それは何の違いかというと、普段、頭を使っているかどうかなのです。

つまり、医学の発達を待たない限り、現段階ではアルツハイマー型の変化が起こるのを止める方法はありません。

しかしアルツハイマー型の変化が起こった脳を、しっかりと使うことは可能なのです。

知識がない人は、認知症になったら終わりと考えがちですが、認知症というのは、軽いうちは何でもできます。

例えば、アメリカ大統領だったロナルド・レーガンも、イギリスの首相だったマーガレット・サッチャーも、大統領を辞めてから6年後ぐらいにアルツハイマー病を告白しています。

そのときは、両者ともかなりひどいレベルでした。

だとすれば、アルツハイマー病は時間をかけて進行しますから、恐らくは大統領や首相在任中から記憶障害ぐらいはあったはずなんです。

ということは、アルツハイマー病でも軽度であれば、大統領や首相の仕事を行うことができるということなんです。

しかもレーガンは大統領退任後も脳のトレーニングを続け、亡くなるまで本格的にボケることはなかったそうです。

メモをとることはアウトプットになり、脳のトレーニングになる。

認知症になれば、入力障害ですから、覚えていないことも当然多くなり、トラブルが起きたりします。

前にもお話をしましたように、そんな状態になったら、メモをとるクセをつけるようにしましょう。

メモをとるのはアウトプットになり、脳のトレーニングにもなります。

認知症の初期症状の方には、私はメモをとることを勧めていて、その習慣がちゃんと身に付いた患者さんは、多少ボケても問題なくお仕事などをされています。

大林宣彦監督の映画『ふたり』（'91）や柴田恭兵主演の映画『福沢諭吉』（'91）などの脚本を書かれたシナリオライターの桂千穂さんは、90歳で亡くなりました。

80歳を超えたあたりから「頭のこのへんの細胞がなくなっているのが自分でもわかるんだよ」とおっしゃっていましたし、実際に物忘れもだんだんひどくなる傾向にありました。

しかしながら、３つの部屋にカレンダーを置き、約束などはそのカレンダー全部に書き込むことにより、約束を忘れるというトラブルを防ぎ、その後、メディアックスという出版社から『カルトムービー本当に面白い日本映画１９４５→１９８０』など10冊近い著書を出版されたり、晩年近くまでシナリオ作家協会主催の『シナリオ講座』の校長を務め、後進の指導にあたっていらっしゃいました。

桂さんは独身で妹さんと同居されていましたが、妹さんが亡くなってからは、一人で日常生活をこなし、仕事もし、月々決めた生活費で暮らしていました。

認知症になっても、社会生活を十分に送ることができる好例です。

要するに、人間である以上、認知症に罹らないのは無理なのですが、その進行を遅らせ、長く軽いままにして、なおかつ、メモなどで失敗しないようにすることで、認知症を大きな問題とせずに、一生を終えることも可能なのです。

多くの方には、認知症になったら終わりと考えるような偏見がありますが、そうではなく、初期の認知症の方は記憶力が落ちること以外は、実は何でもできるのです。

仮名拾いや数独よりもお勧めなのは、対人ゲームや料理。

「脳を鍛える」

そんなタイトルでパズルの本などが毎月山ほど出版されています。

しかし実は、そういった「脳トレ」の類は、ボケないためにはあまり有効ではありません。

最近の、いろいろな研究でわかってきたのは、「仮名拾い」といって小説を読んでこの仮名を拾いなさいというトレーニングや数独をすれば、80歳の老人がしても、認知症でなければみんなタイムは上がってきます。

その結果、私は頭が良くなった、と喜んでいます。

ところが、その仮名拾いや数独のタイムが上がった人に、ほかのテストをやらせても点数は上がらないのです。

ということは、仮名拾いや数独をやっても脳のトレーニングになっていたわけではなく、単に仮名拾いや数独の練習をしていたにすぎないのです。

ですから、仮名拾いや数独がいくら上達しても、社会で役に立つような形で頭は良くならないのです。

ただ、問題を解くことができた、という成功体験は脳を喜ばすことができますので、その点に限っては脳にとって非常にプラスです。

それよりもお勧めなのは、相手と会話しながらできる対人ゲームです。

将棋、トランプ、麻雀……です。

これらは相手が自分の予期しない手で攻めてきたりして、脳に意外性という刺激を与えるだけでなく、会話をしながら行うので、脳をいろいろな形で、広く使うことができるのです。

しかも、話している間に会話がいろいろと広がっていけば脳にはさらに良い刺激となります。

要するに、ドリルをやるとか計算をやるとか、漢字を覚えるだとか、仮名拾いをするだとか、単一作業というのは、あまり脳の刺激にならないのです。

いろいろな作業を同時にやるほうがいい。

例えば、お勧めは料理です。

右で味噌汁を沸かしながら、左では炒めものをする。同時に電子レンジでチンもする。

料理ではいろいろな作業を同時にします。

もっといいのは料理でもいつもつくっているものばかりではなく、これを試してみようとか、あれを試してみようとか、この主菜に対して副菜はこうしようとか、さまざまな工夫をすることです。

要するに、脳を使うときに、一つのことだけではなく、例えば計算もするし、ほかのことも同時に、しかも広く行うやり方がいいわけです。

こういった多様性のある脳の使い方が、トレーニングには最適なのです。

笑うことは脳にいいだけでなく、免疫力のアップにも非常に効果があります。

笑うという行為も脳を活性化させます。

それだけでなく、免疫力も高めてくれます。

免疫力に関しては、新型コロナウイルスワクチンの開発をしているアンジェス株式会社の創立者で大阪大学の教授、森下竜一氏の研究グループが吉本興業さんと一緒に、笑いと健康の関係について実験をした結果が出ています。

高齢者向けの施設で週に一回、吉本の芸人さんにお笑いライブを開いてもらい、それを見て楽しんだ施設の入居者さんの体調にどのような変化が生まれたのか、を調査しました。

吉本の芸人さんのお笑いを楽しんだ入居者さんは、その実験の期間中、血圧が低下し、リハビリに対するやる気が出てきただけでなく、ストレスの指標である「クロモグラニンA」が減少し、快楽ホルモンであるセロトニンも上昇したことがわかりました。

つまり、笑うことにより、ストレスが軽減し、明るくなったのです。

それだけではありません。

笑うと神経ペプチドという神経伝達物質が生産され、それが免疫細胞であるナチュラルキラー細胞を活性化させることもわかっています。

つまり、笑うことは脳にいいだけではなく、免疫力のアップにも非常に効果があり、風邪やガンに罹りにくくなるのです。

ただ、歳をとってきますと、脳の感受性が落ちてきます。

若い頃は箸が転んでもおかしいのですが、歳をとりますと、質の低いお笑いでは笑えなくなります。

例えば、私はなんばグランド花月が好きで、コロナ前はたまに行っていました。

なんばグランド花月に行くと、やはり、お笑いの水準が非常に高く、お客さんには70代、80代の人が多いのに、みんな大爆笑していました。

今のテレビの芸人で笑えないのであれば、昔のＤＶＤなどで、昔のエンタツ・アチャコややすしきよしの芸を楽しむのがいいと思います。

あと大切なのは、「歯の健康」です。

歯周病は統計データで見ると、認知症の原因になりやすいことがわかっていますし、何よりも「噛む」行為は脳にいい刺激を与えます。

しかも、よく噛めなくなって食べ物が不味く感じるようになると、粗食になりがちで栄養状態も悪くなっています。

噛む行為は脳に非常にいいと私は昔から思っていまして、私もガムを噛むのが習慣になっています

歯を丈夫に保っておくことは、脳の老化予防にはとても大事なのです。

第4章

脳を大切にするために脳に詳しくなろう

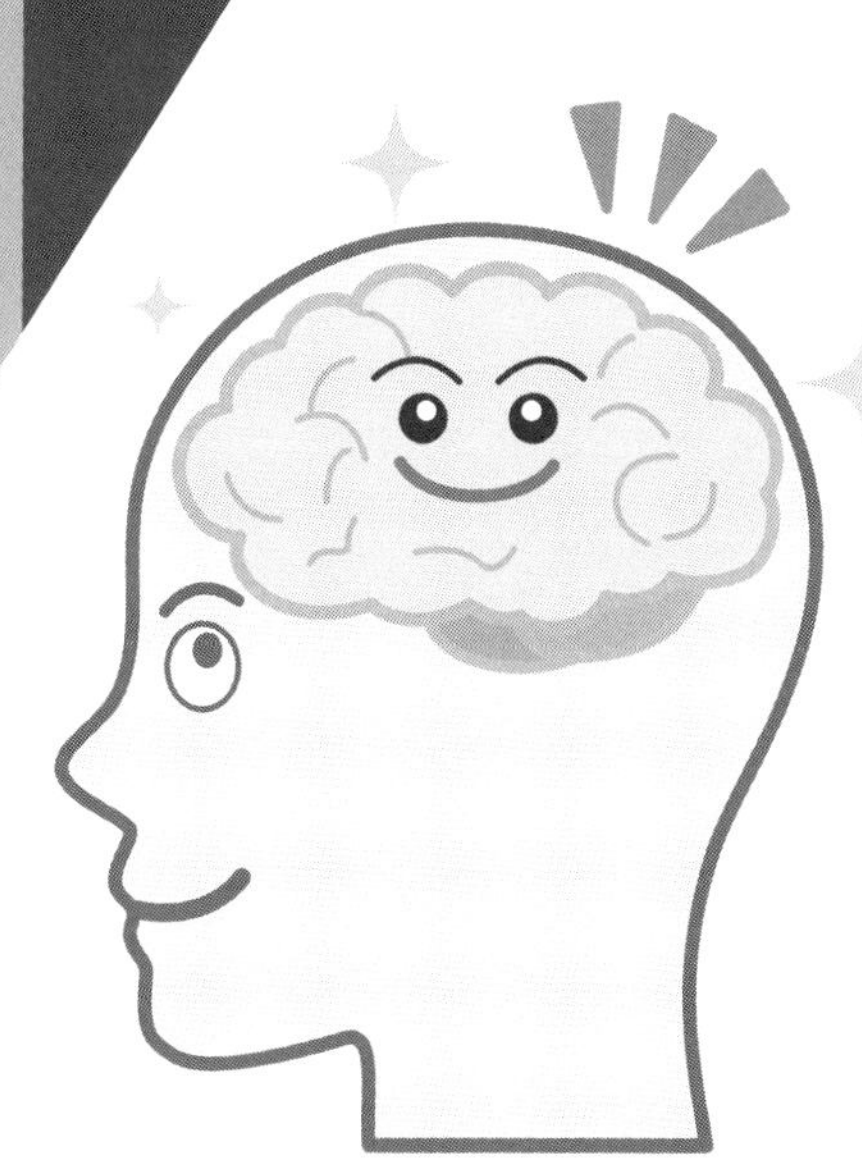

大脳辺縁系＝トカゲ脳は、人間の原始的な反応を担当。

脳は横から見ると、下から脳幹、小脳、大脳とあり、この順番に発達してきて、大脳皮質が一番最後にできました。

脳幹というのは、生物として基本的な呼吸や自律神経を司っています。

小脳は、身体の平衡感覚や姿勢の保持を担当します。

その上にかぶっているのが、大脳辺縁系（へんえん）といって、いわゆるトカゲ脳と呼ばれる部分です。

ここは喜怒哀楽などの感情を生み出すパーツで、その外側に大脳皮質があり、トカゲ脳が感情的になり、怒ったときに、大脳皮質が「お前、もしも今、そいつを殴ったら刑務所行きだよ」と教えてくれるのです。

大脳皮質は大脳の一番外側になる表面のニューロン（神経細胞）です。

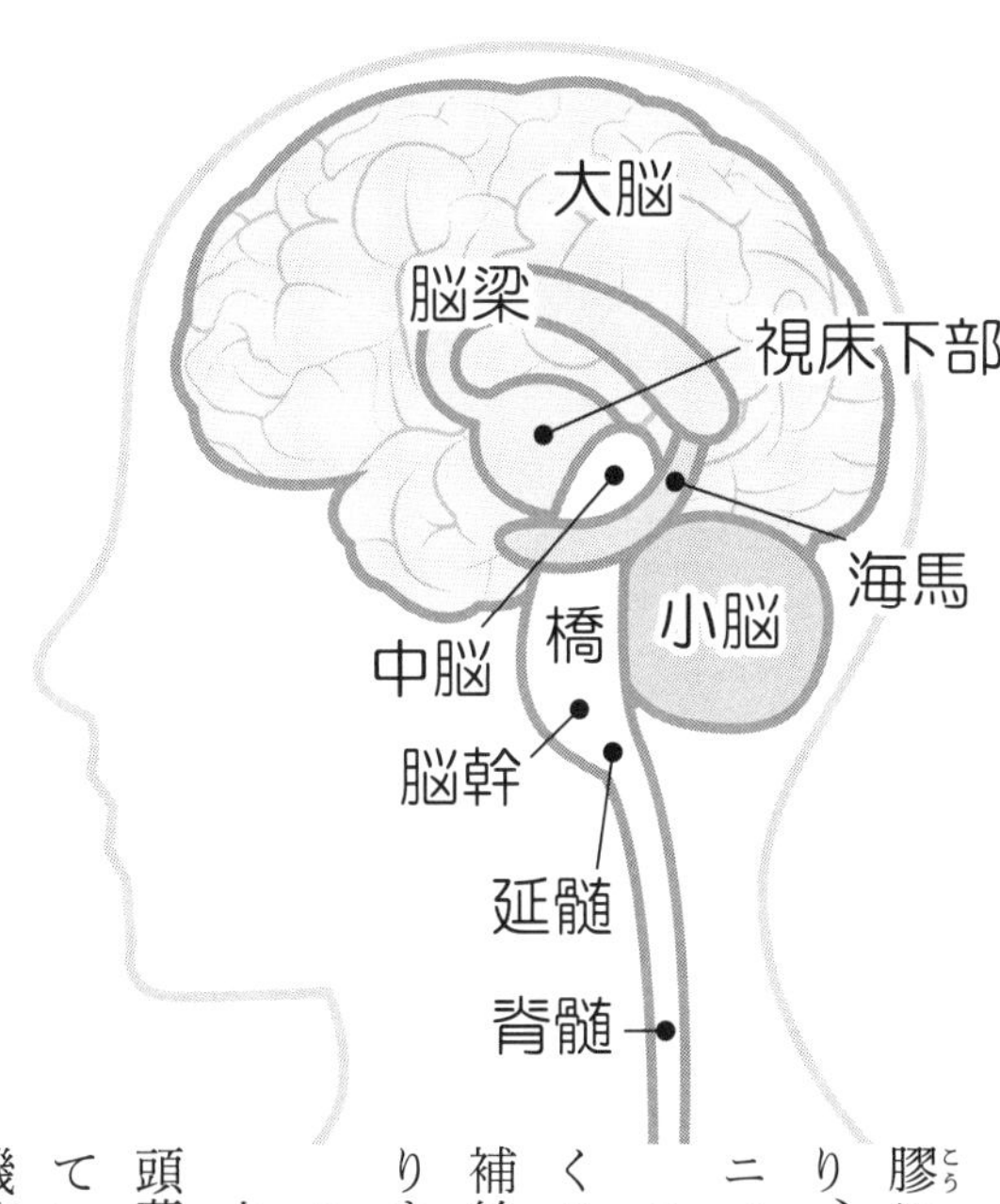

ニューロンは、グリア細胞（神経膠細胞）と呼ばれる鞘に包まれており、このグリア細胞が栄養補給などでニューロンを助けています。

この鞘であるグリア細胞が減少してくると、ニューロンが裸になり、栄養補給もされなくなるので死にやすくなります。

この現象を、「脱髄」と呼びます。

大脳皮質は４つに分かれており、前頭葉という理性や好奇心、創造性を司っている場所があり、側頭葉という言語機能を司っているところがあって、頭頂葉という空間認識などを司っている場所があり、後頭葉（こうとうよう）という視覚情報を司っている場所があるのです。

大脳辺縁系、つまり、トカゲ脳は原始的な部分で、例えば相手に殴られて痛いとカッと腹を立てるだとか、怖いから逃げるだとか、そういった反応を担当しています。

人間も動物ですから、このトカゲ脳的な感情に振り回されることが多いのです。

「感情的にならない」は、「沸き起こった感情」を暴走させないこと。

例えば私が『感情的にならない本』（PHP文庫）で書いた一番のポイントは、感情を持つということと、感情的になるということは、まったく別問題だということなのです。

わかりやすく説明しますと、例えば誰かに腹を立てたときに相手を殴ったり、相手に対してボロクソに言ったりするのは感情的な行為です。

しかしながら、腹を立てること自体は悪いことではありません。

つまり、腹を立てるからこそ、面白い小説が書けたり、腹が立ったからこそ、素晴らしい音楽をつくることができたりするわけです。

もう一つ言えば、腹を立てることを無理に抑えると、そのために自律神経に異常が出ることも多く、ストレスを生むわけです。

ですから、「感情的にならない」ということは、「感情を抑え込む」という意味ではなく、「沸き起こった感情」を暴走させないようにしようということなのです。

「感情の暴走」には、相手を殴ったり、口で罵ったりするだけでなく、「感情的な判断」というものもあります。

例えば、「嫌なことがあったから、仕事をしない」だとか、そういったことを「感情的判断」と呼ぶわけです。

要するに、一時期の感情に振り回されて、合理的な判断ができないということです。

企業でよくある「感情的判断」のパターンとしては、商品に何らかの欠陥があったことがわかったときに、これがバレたらまずいという不安感情が高まり、その事実を隠蔽したり、証拠書類を改ざんしたりすることがあります。

理性的に考えれば、隠すとかえって損をする可能性があるのに、そういう行動をとってしまう。

トカゲ脳的には「隠せ」と言っているわけですが、大脳皮質のほうは「隠すと、かえって失敗する」と言っている。

それでもトカゲ脳的な判断をするのが、この本で書いた「感情的」ということなのです。

前頭葉は猿も含め、人間以外は発達していません。

脳は横から見ると、下から脳幹、小脳、大脳とある、と書きました。

これは動物でも同じです。

しかし、動物と人間が大きく異なるのは、大脳皮質が大きく発達しているということと、その中の特に前頭葉が発達しているということです。

確かに動物には言語機能がありませんが、そこそこにコミュニケーションはしているようで、側頭葉に相当するものはあります。

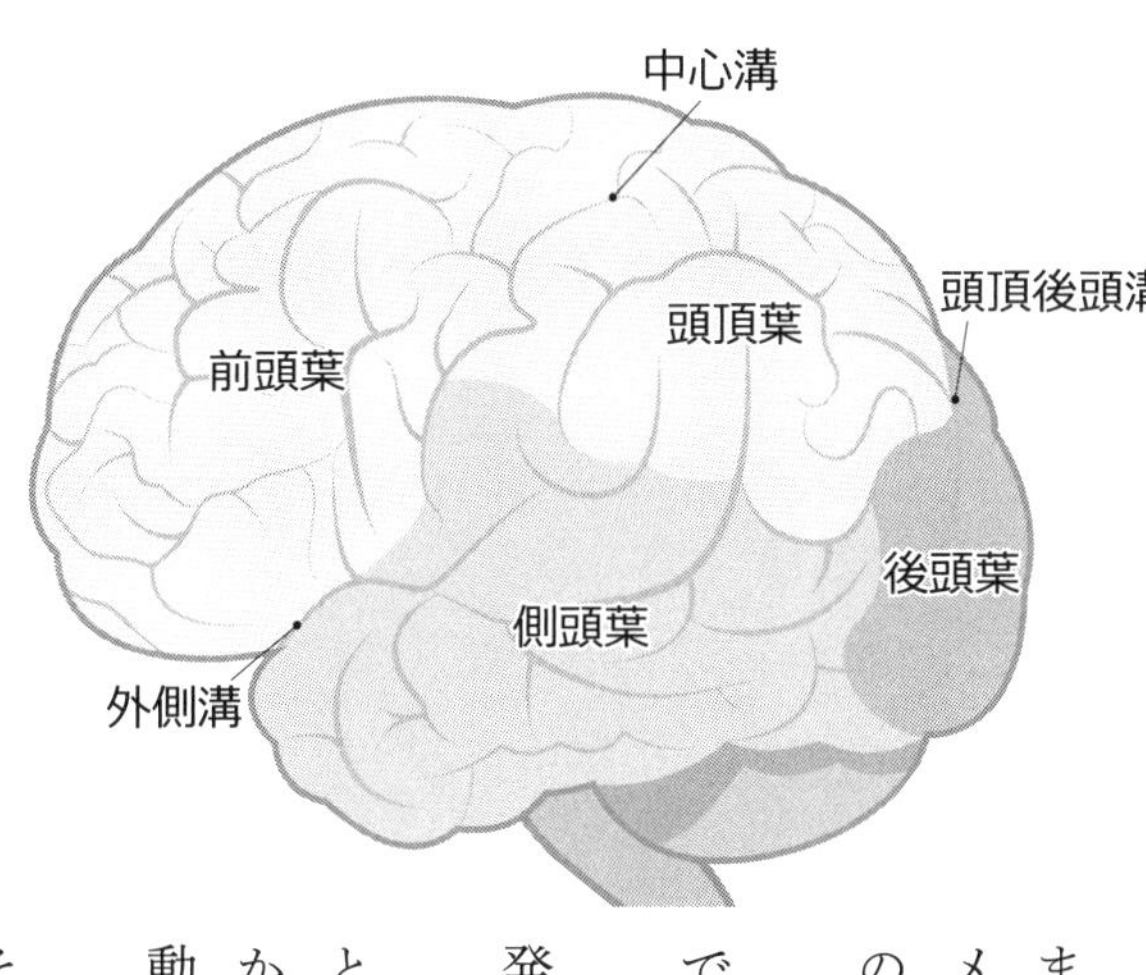

側頭葉は言語だけでなく、聴覚情報も司っていますから、鳥の中にはすごく耳が良くて、５００メートル先に離れている敵が動いたのがわかるものもあります。

そういった優れた情報処理ができる種もいるのです。

しかしながら、前頭葉は猿も含め、人間以外は発達していません。

動物もトカゲ脳で、前に噛みついたヤツが来たときに二度と痛い目に遭わないために逃げるだとか、以前と同じ局面に立ったときに、どういう行動をとろうとかは考えています。

ところが人間は、怖いから逃げるだけでなく、そこで想像力を膨らませたり、シミュレーションをしたりして、どういった行動をとるのがベストかを考えます。

想定外な出来事が起こったときにも、これまでの知識を駆使して、その局面をどうして打開すればいいのかを考えたりできます。

そういったことが可能なのが人間の特性で、それを担当しているのが前頭葉なのです。

人間の大脳皮質の表面積は非常に大きく、およそ新聞紙一面（２２００平方センチメートル）に相当し、そのうち前頭葉が41％、側頭葉が21％、頭頂葉が21％、後頭葉が17％を占めています。

あらゆる動物の中で、前頭葉がこれほど発達しているのは、人間以外ありません。

脳はどのようにして、学習し、記憶をつくり、判断を行うのか。

脳細胞は生まれたときに一番数があり、それから減っていきます。

大人になると、一日に10万個から20万個ずつ死滅していきます。

しかし、赤ん坊が最も頭がいいわけではないのは、脳はネットワークが最も大切だからです。

脳はシナプスと呼ばれるニューロンのつなぎ目をつくり、ネットワークを広げ、そこを信号が走り、さまざまな情報を伝え合い続けています。

そのシナプスを新たにつくることにより、昨日の脳と今日の脳が異なることになります。

そうやって学習し、記憶をつくり、判断を行います。

人生経験を積み、学習をすればニューロンがほかのニューロンとつながり、シナプスはどんどん増え、ネットワークを広げて情報を伝え合います。

それが、いわゆる頭の良さになるわけです。

大脳皮質だけで１４０億個あるニューロンの一つひとつが、数個から数万個のニューロンとつながり、巨大なネットワークを構築し、どんなコンピューターも及ばないような、猛烈な速さで情報伝達をしています。

さらに、ニューロンはこれまでにお話をしてきましたさまざまな働きを行うセロトニンやアセチルコリン、ドーパミンなどの神経伝達物質をつくり、シナプスから放出します。

このことも、ニューロンの重要な働きの一つなのです。

第5章

脳寿命を延ばす10の方法

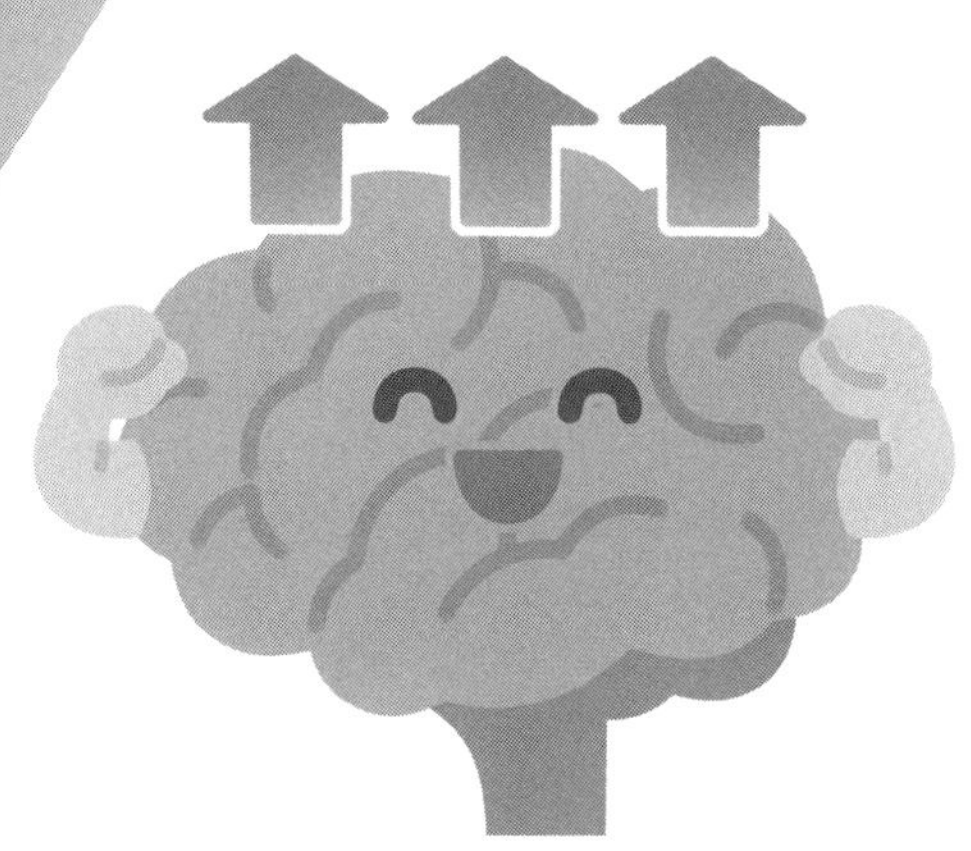

画像情報と文字情報では、脳に対する書き込みの深さが違う。

「同窓会で何十年ぶりぐらいにかつての同級生に会ったとき、顔もその本人とのエピソードもすぐに思い浮かんだのですが、名前がどうしても浮かばなくて……」

その理由は何か？

と編集者が聞いてきました。

同窓会だけでなく仕事相手でも、顔はわかるものの名前がわからなくなってしまっている人もたくさんいるそうです。

それは、画像の情報処理と固有名詞などの文字情報の処理が、異なる部分で行われているからなのです。

画像情報と文字情報は、脳に対する書き込みの深さがまったく違うのです。

そのために画像情報の書き込みはしっかりとされますが、文字情報はそうではないのです。

ですから文字情報は画像情報よりも、たびたび出力していないとすぐに出てこなくなるのです。

それは恐らく、顔や場所を覚えたりする機能を担っているのが、脳の古い部分にあるからです。

ただ、その古い部分といっても、大脳辺縁系みたいなところではなく、たぶん、いわゆる後頭葉だとか、そういった部分ですので、古いといっても知れてはいるのですが。

人間の脳は、生物として生き残っていくために進化してきたと話しました。

ですから、短期記憶が行われる海馬から、長期記憶を担っている大脳皮質に睡眠中に記憶が移されるのも、脳が重要だと判断したものが優先されると述べました。

単純記憶も繰り返されることで、脳が重要と判断して、長期記憶のほうに移動すると説明しました。

子供時代は言葉を知らないのでエピソードを理解することができないのに、言葉を先に覚える必要があるので、丸覚え脳になっています。

要するに、生きていくために必要なものから取り入れられているのです。

その結果、さまざまな動物が進化する中で、人間が生き残ってきたのです。

画像系の記憶と言語系の記憶の深さの違いもそれと同じで、進化の過程で、必要なものからできてきたからだと思われます。

文字情報の記憶は新しい機能。

動物が、ライオンが怖くて逃げるとか、この虫は刺すから怖いとか、それは恐らく画像で覚えているのです。

前に一緒にいた仲間がライオンに襲われて食べられたしまったときに、ライオンの顔を記憶していて、その顔を見たら、これは怖い動物で危険だから逃げるという行動を起こすのです。

彼らは言語を知らないから、画像処理で危険から逃れるしかありません。

人間の脳は、彼らからさらに発達したものですから、画像情報の処理に関してはその時代から機能として必要であり、存在しました。

だから、画像系の処理は深いところで行われているのだと推測されます。

それに比べて言語や文字情報はせいぜい1万年とか2万年レベルの話で、動物から人間への進化と比較すると、まったく新しい機能なのです。

ネズミだって猫から逃げますからね（笑）。

編集者は「へーえ」と私の話に感心したようにうなずいていました。

脳には莫大な記憶が書き込まれているので、「きっかけ」がないと再出力されません。

営業の方も質問をしてきました。

「最近、私も必要なときに固有名詞が出てこないことが多く、困っています。実際は記憶されているのに、引き出せない。そのことに関して、もう少しわかりやすく説明してほしいのですが」

わかりました。

「出力障害＝想起障害」の説明ですね。

例えば20年ぶりに、長崎に行ったとします。

昔、食べたことがあるちゃんぽん屋さんが、まだやっていた。

そうすると、「ああ、ここまだやってるんだ」と思い出し、誰と食べたとか、何を食べたとか、次々に思い出してきます。

それまでまったく覚えていなかったと思っていたのに、です。

脳の中にないものは出てきませんから、そのちゃんぽん屋の画像とか、昔食べたときの思い出というのは、実は脳にちゃんと書き込まれてはいたのです。

書き込まれていないものは思い出すわけがないのですから。

しっかりと書き込みはされていたのに、そのちゃんぽん屋に行くまで思い出すことができなかったのは、その記憶の上にいっぱい上書きをされてしまっていたからなのです。

上書きが多すぎて、引き出せなかったのです。

ところが、リアルにもう一度その店に行けば、引き出せる。

夢で見ても引き出せる。

上に上書きがいっぱいあるので、何かきっかけがないと出力されないのです。

想起されないのです。

人間の脳には莫大な記憶が書き込まれていますから、そういった「きっかけ」がないと再出力されないのです。

固有名詞が出てこない人は、それを逆手（さかて）にとって、自分からしょっちゅう出力し、引き出すトレーニングをする必要があるのです。

記憶するためには余計な上書きをしないことが重要。

「それでは、余計な上書きをしなければ思い出しやすいのですか？」

私の話に興味津々となった営業マンが聞いてきました。

おっしゃるとおりです。

例えば寝る前に覚えた内容は、翌朝、わりとすっと出てきます。

ところが、朝に覚えたことを夜に思い出そうとしても、なかなか出てきません。

それは、眠っている間には余計な上書きがされないからなのです。

しかも脳は寝ている間に書き込みを行っていますから、夜に覚えたことは朝に思い出しやすいのです。

朝覚えたことは、その後一日中、いろいろな人に会ったり、話したりしますから、どんどん上書きをされて、引き出すのが困難になっていくのです。

「しかし、そうは言っても余計な上書きをしないことは、実際には難しいんじゃないですか？」

営業マンがそう言いました。

しかし、そうではありません。

記憶するためには余計な上書きをしないことが重要で、その方法があるのに彼は知らないだけなのです。

ポイントだけを覚えて、そうでない部分は覚えない。

要するに、物事を覚えるのに必要のないことまで覚えようとするから記憶できないのです。

枝葉まで覚えようとするから大事なことが出てこなくなるのです。

賢い人は、ポイントだけを覚えて、そうでない部分はわざと覚えないようにしているのです。

中心だけ覚えていれば、それに付随（ふずい）することはあとで調べてもかまわないのです。

わかりやすく受験勉強を例にとって説明します。

例えば受験生の中には、世界史の教科書を隅（すみ）から隅まで覚えようとする人がかなりいます。

しかしながら、最終的に、教科書のいろいろな部分を覚えるとしても、本当に受験に役立つ知識を覚えたいなら、まずは問題集からやっていったほうがいい。

そのほうが記憶に定着しやすいのです。

問題集は、入試に出やすい部分が「問題」となっているものです。

要するに、大事なところだけが載っていて、無駄な部分は省かれている。

社会学系の科目はみんな「暗記科目」だと信じ込んでいて、参考書を読んだり、覚えたりするのに、問題集には取り組もうとしない受験生が多くいます。

数学などの理系の科目は、「問題を解く科目」だと思っているから問題集をやるのに、です。

ポイントは、問題集には大事な部分だけが「問題」となっているということです。

しかも、問題集をやることは出力のトレーニングになっていて、長期記憶に残りやすい。

ですから、問題集で基本的なことをマスターしたあとに、教科書や参考書で、枝葉を覚えていけば、どんどん頭に入ってくるのです。

自分から見て面白いものは、記憶に残りやすい。

「いろいろなことを覚えるのに、いい記憶術みたいなものはありますか？」

前にもお話をしましたように、感情が伴う記憶とか、自分から見て面白いものは記憶に残りやすい。

ですから、私は例えば記憶したことを出力するときに、話を工夫して面白くするようにしています。

例えば「働かざるもの、食うべからず」という言葉について覚えるとします。

まずは誰が言ったかというクイズにします。

答えは「レーニン」です。

レーニンが言った「働かざるもの」というのは、不労地主のこと。

うつ病になって働けなくなった人や怠けて働かない人のことを言っているわけではあり

ません。

要するに、ろくに働きもしないで贅沢な暮らしをしている不労地主を指して、「働かざるもの、食うべからず」と言った。

そうすると、民衆が「そうだ。そうだ」と立ち上がって、地主から土地を取り上げていった。これがソ連の共産党革命なんです。

こんなふうに話を講談調に面白くして、絵に浮かぶようにすると覚えやすい。自分で面白がることができるように工夫して覚えていくのが、記憶のコツです。

漫画や映画で歴史上の人物像を覚える。

そういった意味では、漫画や映画はお勧めです。

「老人力」という言葉を流行らせた前衛美術家の赤瀬川原平氏は、尾辻克彦というペンネームで芥川賞も獲っている才人です。

彼は勅使河原宏（てしがはらひろし）監督の『利休』（'89）という映画の脚本も書いていますが、実は脚本を頼まれたときには利休についての知識がほとんどなかったそうです。

彼がどうしたかといいますと、「漫画日本の歴史」みたいな漫画本を読んで、基本を理解し、それから枝葉の知識を頭の中に入れていったそうです。

この映画は「ベルリン映画祭フォーラム連盟賞受賞」をはじめとして世界的な賞を３つも獲りました。

例えば『バイス』（'18）という映画があります。

これは「アメリカ史上最強で最凶の副大統領」と呼ばれた副大統領（バイスプレジデント）ディック・チェイニーが世界を動かしていたという内容を、かなりの皮肉をこめてドキュメンタリー風に描いた作品です。

これを見ると、面白い話の中に現代アメリカ史上の主要人物が全部出てきて、興味津々でその名前を覚えたりすることができます。

誰が言ったという固有名詞を忘れても、「あとで調べればいいや」と気にしない。

今度は別の編集者が質問してきました。

「今日のお話をうかがい、私も前頭葉を鍛えて、ど忘れをなくす努力をしようと誓いました。しかし、本当に聞きたいのは、明日からど忘れをなくす方法なのです」

明日から記憶力が上がる方法はありません。

しかし、明日から役に立つ知恵はあります。

それは「固有名詞が出てこないことを気にしない」ことです。

例えば私が「戦争は金持ちが始めて貧乏人が死ぬと言ったのはサルトルだ」と言おうとする。

ところが、このフレーズ自体は覚えているけれども、言ったのがサルトルだかニーチェだか、思い出せない。

しかし、誰が言ったかがテーマでなく、この言葉自身について「いい言葉だ」などと語る場合には、サルトルでもニーチェでも、主語は関係ありません。

必要なら、スマホですぐに調べることもできます。

日本人は、うんちく好きで、誰が言ったかなどの固有名詞も言わないと相手に感心してもらえなかったりします。

しかし、本来的には、言葉の重さとか、自分にとって役立つ知識というのは、誰が言ったかという固有名詞ではなく、内容のほうなのです。

ですから、固有名詞は忘れても、「あとで調べればいいや」と気にしないことにするのです。

日本人は、いろいろなことを名前で権威づけをしたがりますが、それはあまり意味がないことだと割り切ってしまうことです。

これなら、明日からでもできます。

勉強しても出力しないと、なかなか記憶に定着しない。

その編集者は別の質問をしてきました。

「新しく勉強を始めてもなかなか覚えられなくて、進まないんですが」

それは、こそこそ隠れて勉強していても、なかなか難しいからです。

奥さんでも友達でもいいし、相手が興味を持ってくれなくても、できるなら、「こんな内容を勉強した」と話すほうが頭に入ります。

相手がいないなら、ブログに書いてもいい。

先にもご紹介しました作家の森村誠一氏の著書『老いる意味　うつ、勇気、夢』によりますと、森村氏はお歳をとられてから、俳句を始められて、その後、編集者に勧められてその俳句をブログにアップしてました。

森村氏は大作家ですが、その俳句のブログはほんのわずかな人にしか閲覧されなかったそうです。

森村氏ほどの大作家なら、プライドが傷ついて止(や)めてもおかしくはなかったのですが、彼は工夫して、写真もアップし、写真つき俳句のページにしたら、アクセス数が上がりました。

森村氏ほどの大作家でも最初はアクセスがなかったと思えば、我々素人なら、なおさら見ている人が少なくても気にはなりません。

またテレビの『クイズダービー』で漫画家のはらたいら氏が「物知りだ」とかつて話題になりましたが、彼は新聞５紙ぐらいを隅(すみ)から隅まで読んでいたそうです。

それは漫画のネタとして出力するためでした。

ずっとお話をしていますように、出力がないと、なかなか記憶に定着しない。

ですから、勉強する際にも、どうやって出力をするか、を考えながらやるほうがいい。

その出力が目標にもなりますから。

試験があるようなものなら、試験を目標にするのもお勧めです。

欲のテンションは高いに越したことがない。

担当編集者が立て続けに聞いてきました。

「記憶力を維持し続けるためには、やはり、向上心が必要なんですね」

当然そうなのですが、「向上心」というと難しいイメージ、立派なイメージになってしまいます。

それよりも「欲のテンションは高いほうがいい」と考えるべきでしょう。

クリエイティブな仕事をしている人などでも、まだ貧しく「お金が欲しい」と満たされていないときのほうが、金持ちになってからよりも一般的にいい作品をつくっています。

貧乏で、これから作家になっていく時代とか、売れない歌手時代とか、売れない芸人時代のほうが、エネルギーがあり、作家であれば鬼気迫る作品を書き、歌手なら異様な迫力を放ち、芸人は面白いネタを思いついたりします。

それは「お金が欲しい」からなのです。

ですから、欲のテンションは高いに越したことがありません。

つまり、欲求不満というのは、ある意味、不快な感情ではあるのですが、その欲求不満の段階が、脳は一番活性化しやすいのです。

ただ、悪いほうに活性化させてはいけません。

欲求不満なときに、妄想を膨らませて、あいつのせいでと思って被害妄想に陥る。

最悪、相手を殺す人もいます。

欲求不満というのは、テンションが高い分だけ、妄想がすさまじく広がったりしますが、テンションが高い分、悪いほうに向かうと大変なことになります。

ただ、正しい方向へと向ければ大きなエネルギーとなる。

面白かった人が歳をとると面白くなくなるのは、お金が若いときほど必要なくなるというのも大きいのです。

もっとお金を儲けたいという欲求が下がってしまうからです。

本当は、歳をとっても女性にモテたいとか、人気者でいたい、お金が欲しい、偉くなりたいと考えている人のほうが、エネルギッシュで魅力的なんです。

若いときはギラギラとしていた人が歳をとるとギラギラしなくなる一因は、男性ホルモンの量が減ってきて、前頭葉が衰えているということにあります。

逆も真で、ギラギラとした欲望があれば、男性ホルモンも増えてきます。

先に話しましたように「欲」は「向上心」ですから、歳をとっても「欲」は必要で、その「欲」の実現のために頑張ることが「男性ホルモン」を増やし、「前頭葉」を衰えさせなくするのです。

脳ドックを受ければ、動脈瘤を早期に発見できる。

「脳ドックを受けたいのですが、自分の縮んだ脳を見るのが怖くて」

こんな相談もありました。

多くの方は、脳ドックは認知症予防のために受けられているのだと思いますが、前章までお話をしましたように、脳の萎縮と脳の機能にはそれほど強い関係はありません。脳の萎縮が激しいのに、普通の人以上に脳を使って活躍されている方はいっぱいいらっしゃいます。

しかし、脳ドックは別の意味で、意義があります。

現在はＭＲＩで、脳の血管をかなりきれいに撮影することができますので、脳ドックを受ければ、ある程度以上の大きさの動脈瘤（どうみゃくりゅう）を見つけることが可能です。

動脈瘤を早期に発見できれば、カテーテルを用いてその部分を固めるなどの動脈瘤を破裂させないようにする予防手技を受けることができます。

また脳には関係ありませんが、心臓ドックも受ける価値があると私は思っています。

その理由は、日本の医師は医師一人あたりの手術件数が少なく、手術に慣れていないため、一般的にバイパス手術の技術は低いのですが、内科的な血管内治療の技術は極めて高いからです。

内科的な血管治療というのは、カテーテルを通してバルーンを膨らませ、血管が狭くなり、詰まりそうになっている部分を広げたり、あるいはステントという器具を血管内に入れることで、その狭くなっている部分を詰まらせなくする治療です。

要するに、心臓ドックで、冠動脈といわれる心臓を取り巻く血管に狭窄が見られたら、そこを広げる技術が充実しているということなのです。

また、このドックで解離性大動脈瘤などが見つかれば、それに対する処置もある程度可能です。

私は健康診断自体はあまりみなさんにお勧めしていませんが、上記2つの観点から、脳ドックと心臓ドックは受ける価値があると思っています。

あなたの脳寿命を延ばす10の方法をお教えします。

それでは最後に、ど忘れしない脳をつくるための「脳寿命を延ばす10の方法」についてお話をしましょう。

最も大切なのが、第1章にも書きました次の5つです。

①前頭葉を鍛えるためにアウトプットのトレーニングをする
②良質の睡眠をしっかりとる
③脳にしっかりと栄養が行き渡るように食べる
④運動をする
⑤ストレスが少ない生活をする

①前頭葉を鍛えるためにアウトプットのトレーニングをする

おさらいになりますが、アウトプットの基本は他人と話すことです。

会社でもカルチャーセンターでもかまいません。

自分が学んだことなどを話す機会をつくる努力をしましょう。

それから第１章では述べませんでしたが、声を出すという行為それ自体にも脳に対して大きなプラス効果があるようです。

私が現在担当しているアルツハイマー病の患者さんにおいても、以前から趣味であった詩吟を続けている人たちはあまり進行が目立ちません。

詩吟が効果的なのですから、おそらくはカラオケなどでも同様の効果が見込めると思われます。

ほかの人と一緒に行けば、会話もあり、ベストですが、一人カラオケでも効果があると私は考えます。

②良質の睡眠をしっかりとる

これに関しては、早寝早起きです。

太陽の光を浴びて、体内におけるセロトニンとメラトニンの量を減少させないことが重要です。

私も夜は友人とお酒を飲むことが多いのですが、コロナで店が早く終わる前からこの数年は飲み会も夜の10時、11時に切り上げ、早起きをしています。

仕事の能率が上がるのはもちろんのこと、脳だけでなく、体全体の健康状態も良くなったと実感しています。

さらに、前章までの内容に付け加えれば、お酒を飲んで眠ることは好ましくありません。お酒の量が増えると、睡眠の三段階（ＲＥＭ睡眠も入れると４段階）の一番深い部分がなくなってしまうからです。

③脳にしっかりと栄養が行き渡るように食べる

これにはポイントが２つあります。

一つは、夕飯から朝ごはんまでの間の時間が長いので、通常は朝にブドウ糖不足になり、脳に栄養が行き渡らなくなりがちです。

ですから夜と朝は、しっかりと炭水化物をとることです。

もう一つはタンパク質をとることです。

歳をとると粗食になりがちですが、肉でも魚でもかまいませんから、タンパク質をできるだけとることが大切です。

タンパク質の中に含まれるトリプトファンは人間の体内では生成されない必須アミノ酸で、幸せホルモンと呼ばれるセロトニンの材料となり、またそのセロトニンは夜になると良質の睡眠に導いてくれるメラトニンの材料になります。

コレステロールは、主要な男性ホルモンである「テストステロン」の材料にもなり、摂取すれば男性ホルモンを増やすことができます。

④運動をする

過度な運動は体を酸化させ、かえって老化させるので逆効果です。

散歩でかまいませんので、太陽の光の下で一日30分は歩きましょう。

その歩く際に、できるだけ異なったコース、あるいはできるだけ違うものに注目して、見る景色を変えるのが脳の健康を保つのに効果的です。

⑤ストレスが少ない生活をする

ストレスは脳にとって、一番と言ってもいいほどの大敵です。

小さなストレスは人間をやる気にさせますが、ある一定以上のストレスは大きな負担になります。

中型のストレスに関しては、前章までで述べましたように、解釈の仕方を変えてストレスから逃げ、重すぎるストレスの場合は、会社などを休むなりして、全面的に退却する必要があります。

競争社会ですから「私は落伍者になってしまった」などと思いがちですが、人生は長いのです。

大きなストレスは、休むなり、避けるしかありません。医者に診断書を書いてもらってでも、仕事を休ませてもらってください。

その休みが、長い人生ではプラスになる可能性もあります。

人生は今、終わりではありません。

死ぬときに、「いい人生だった」と自分で思うことができるのが「本当にいい人生」なのです。

以上は前章までで述べてきたことに多少のプラスを付け加えた「脳寿命を延ばす方法」ですが、次にお話をしたいのが、

⑥歯の健康を保ち、よく噛んで食べる

ということです。

前章までに書きましたが、統計的に見ますと、歯周病の人は記憶力が落ちたり、うつ病になったり、認知症になったりする確率が非常に高い。

詳しい原因はまだ解明されていませんが、恐らく歯周病は脳にとって大変なマイナスなのだと思われます。

また、歯が悪いと、食べ物が美味しく感じられず、粗食になりがちです。

その結果、脳に必要な栄養が行き渡らなくなります。

さらに、アゴを使うことは脳に大変いい刺激となります。

私は食事時によく噛んで食べているだけでなく、時間があればガムを噛んで脳に刺激を与えるようにしています。

⑦脳が喜ぶ体験を毎日、少しずつでも行う

これも大事です。

前章までで書きましたが、脳トレやパズル自体は脳を鍛えるトレーニングにはなりませんが、簡単な計算であっても、料理であっても、雑誌の付録の工作であっても、「何かができた！」という体験は脳にプラスに働きます。

他人に褒められることでもかまいません。

小さなことでいいので、毎日、「できた！」という体験をして、脳を喜ばせることは、脳の健康に非常に役立ちます。

⑧ほかの人が読まない本を読んだり、あるジャンルに大変詳しくなる

みんなが読んでいる本を読んでも、あなただけのオリジナルな意見が出てくるようにはなりません。

ニッチなジャンルで大丈夫ですので、ほかの人が読まないような本を徹底的に読み、その分野に詳しくなることをお勧めします。

その分野自体の知識はほかの人は必要としていなくて、直接的には仕事にも人間関係にも役立たない場合もありますが、それでもほかの人にはない知識を持っていれば、仕事や

人間関係で、フッと有効な発想が浮かぶことがあります。

一つのジャンルにとことん詳しければ、ほかのジャンルにも応用が効くのです。

さらに、たとえコアなジャンルでも非常によく知っていれば、自信がつき、あなたの立ち居振る舞い自体も変わってきます。

さらに、ある問題に関して意見を言う場合、ほかの人の受け売りでなく、たとえ拙くても、自分自身で考えるトレーニングをすることが大事です。

ほかの人とは異なる種類の本を読み、自分自身で考えていれば、いずれどんなことに関しても一家言を持つことができるようになり、みんながあなたの意見に注目するようになります。

⑨幅広く好奇心を持つ

好奇心が強ければ、新聞一つとっても眺めるだけで吸収力が変わってきます。

ほかの人が話している内容も「私は関心がない」と頭から決めつけず、「ほかの人が興味を持っていることなら、自分も知りたい」と勉強しましょう。

あるいは、「これには関心がないけれど、この人がこんなことを知っているなら、私はほかのことを勉強しよう」でもいいのです。

好奇心は、あなたの記憶力を高めるだけでなく、あなたの脳寿命を延ばすのに大いに貢献するでしょう。

もちろん本書で書きましたように、性に対する好奇心も重要です。

年甲斐もないと言われてもアダルトビデオを見たり、エロ漫画を読んだり、若い女性と話をしたり、大いに自分の性を刺激するべきです。

それがあなたの男性ホルモンを増やし、日々の生活の活力となるのです。

⑩今を生きる生き方をする

喫茶店でコーヒーを飲んでいると、お母さんが小学生の娘さんに言っていました。

「あなたがこのテストで０点だった過去は変えられないの。だから、もういくら悔やんでもダメなの。でも、未来は変えられるのよ。これから気を引き締めて勉強して、今度はもっと良い点を取ってちょうだい」

そのとおりなんです。

「反省」することは大切ですが、過去は変えることはできません。

しかし、よく考えてみてください。

過去を見ると、今は「終点」です。

未来を見ると、現在が「出発点」なのです。

未来は、これからあなたがつくるのです。

森村誠一氏は『老いる意味 うつ、勇気、夢』の中で、「過去を基準にして見ると、今の自分が一番年寄りだが、未来を見つめると、現在の自分が一番若い。これから何でもやれる気がしてくる」と述べられています。

注意しなければならないことは、未来を見すぎて、将来の不安に押しつぶされないことです。

何年か先には妻が亡くなるかもしれない。

私もボケてしまうかもしれない。

しかし、何年か先は、何年か経たないとやってきません。

そんな先の不安を抱くよりも、あなたには現在、しなくてはならないことがあるはずです。

目の前のことに全力集中して、「現在やらなければならないこと」を行い続けているうちに、その何年か先はやってきます。

あなたが生きているのは、何年か先でも、過去でもありません。

「今」なのです。

ですから、その「今」に全力集中する。

「今を生きる」生き方は、あなたの脳寿命をすごく延ばすことができると私は確信しています。

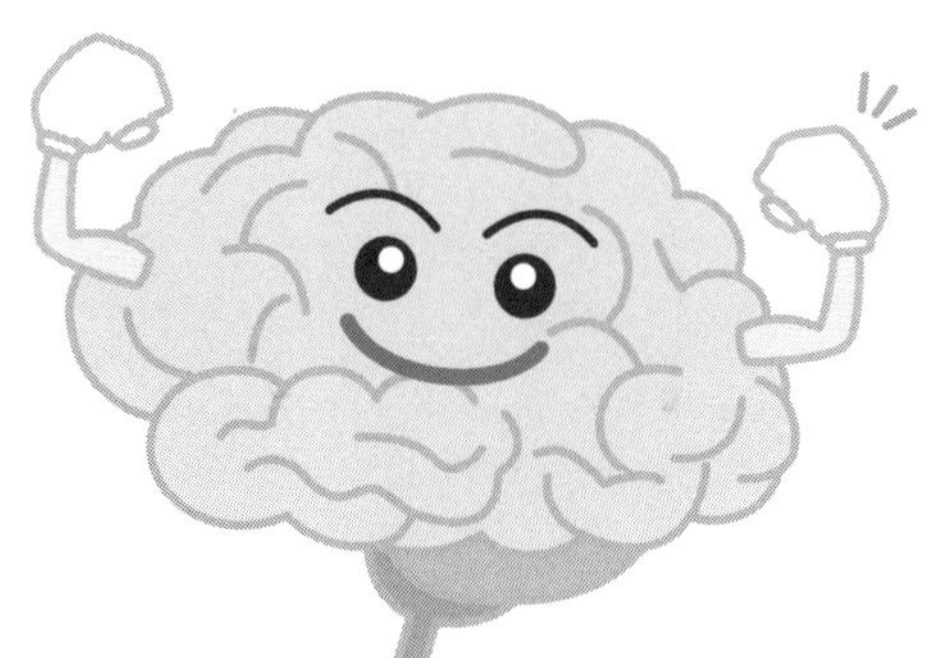

固有名詞が出てこなくなったら認知症の始まりですか?
脳寿命を延ばす10の方法

2021 年 12 月 4 日　初版第 1 刷発行

著　者　　和田秀樹

© Hideki Wada 2021

発行人　　岩尾悟志
発行所　　株式会社かや書房
〒 162-0805
東京都新宿区矢来町 113　神楽坂升本ビル 3 F
電話　03 - 5225 - 3732（営業部）

印刷・製本　　中央精版印刷株式会社

Printed in Japan
ISBN978-4-910364-11-7